Joachim Bonsack

Pietre miliari della ricerca medica moderna

Spunti per un futuro migliore

bup

Joachim Bonsack

Pietre miliari della ricerca medica moderna

Spunti per un futuro migliore

Stampa: ISBN 978-3-69035-203-1
eBook: ISBN: 978-3-69035-208-6

Numero d'ordine: 1812 (brossura)
Disponibile anche come eBook

Bremen University Press, 2024.
Il manoscritto non può essere utilizzato in tutto o in parte senza il previo consenso scritto dell'editore.

Prima edizione dicembre 2024

Stampa universitaria di Brema
Fahrenheitstr. 11
D-28359 Brema

bup@bremenuniversitypress.com
www.bremenuniversitypress.com

Joachim Bonsack

Pietre miliari della ricerca medica moderna

Spunti per un futuro migliore

Panoramica

1. RICERCA SUL GENOMA	23
2. INTELLIGENZA ARTIFICIALE	47
3. IMMUNOTERAPIA	66
4. CONFRONTO E SINTESI DEI PROGRESSI COMPIUTI	78
6. IMPLICAZIONI SOCIALI	83
7. PROSPETTIVE	86
8. CONCLUSIONE	90
10. INDICE	92

Indice dei contenuti

Introduzione	9
Rilevanza della ricerca medica	**11**
Affrontare le malattie infettive	14
Combattere le malattie trasmissibili	14
Prevenzione e gestione delle pandemie	15
Trasferimento di tecnologia	15
Resilienza dei sistemi sanitari	16
Promozione della stabilità sociale	16
L'innovazione come motore del progresso	17
Rafforzare la cooperazione internazionale	17
Nuovi approcci alla diagnosi e alla terapia	**17**
Crescente onere della malattia	18
Limiti della diagnostica esistente	18
Le sfide della terapia	19
Minaccia di resistenza	19
Costi e accesso alle cure	19
Progresso tecnologico e scientifico	20
Implicazioni per la pratica clinica e la società	20
1. RICERCA SUL GENOMA	**23**
Le basi della genomica e il loro significato	**23**
Il Progetto Genoma Umano	**25**
Tecnologie di editing genico	**27**
Sequenziamento ad alta velocità (sequenziamento di nuova generazione).	**30**
Applicazioni cliniche	**33**
Diagnostica e terapia delle malattie genetiche	**36**
Sviluppo della medicina personalizzata	**40**

Modifiche genetiche	43
2. INTELLIGENZA ARTIFICIALE	**47**
Introduzione all'IA in medicina	47
Rilevanza dell'IA nel settore sanitario	49
Applicazioni attuali	50
L'INTELLIGENZA ARTIFICIALE nell'imaging medico	53
AI-pianificazione terapeutica supportata dall'AI	56
Miglioramento della diagnostica e maggiore efficienza	58
Bias e interpretabilità dei modelli di IA-modelli	60
Responsabilità	62
3. IMMUNOTERAPIA	**66**
Basi scientifiche	66
Come funziona l'immunoterapia	68
Applicazioni in oncologia	69
Utilizzo per le malattie autoimmuni	73
Trattamento delle infezioni croniche	75
4. CONFRONTO E SINTESI DEI PROGRESSI COMPIUTI	**78**
Somiglianze	78
Differenze	78
Valutazione della rilevanza	79
Produzione, logistica e scalabilità	79
Aspetti etici	81
6. IMPLICAZIONI SOCIALI	**83**
Impatto sociale delle nuove terapie	83
Accessibilità e giustizia	83
Protezione dei dati e privacy	84

Responsabilità e regolamentazione 85

7. PROSPETTIVE 86

Sinergie tra genomicalA e immunoterapia 86

Lacune nella ricerca 87

Identificazione di ulteriori campi di applicazione 87

Implicazioni per la pratica medica 88

Cambiamenti a lungo termine nel settore sanitario grazie alle nuove tecnologie 89

8. CONCLUSIONE 90

10. INDICE 92

Introduzione

Negli ultimi anni la medicina ha compiuto notevoli progressi che non solo hanno rivoluzionato le possibilità di cura delle singole malattie, ma hanno anche cambiato la nostra intera concezione della salute e della malattia. A prima vista, questi risultati sembrano avere poco a che fare l'uno con l'altro, ma in realtà ci sono una serie di linee rosse che mostrano una connessione vantaggiosa ed entusiasmante che non solo evidenzia le principali conquiste degli ultimi anni, ma indica anche la strada per ulteriori progressi nel prossimo futuro.

Questo libro è dedicato alla presentazione di questi sviluppi rivoluzionari che stanno avendo un impatto fondamentale sulle nostre vite, aprendo la strada a ulteriori innovazioni. È un viaggio attraverso i capitoli più emozionanti della ricerca medica moderna, che mostra come scienza, tecnologia e bisogni delle persone siano strettamente intrecciati.

Dalla decodifica del genoma umano all'uso dell'intelligenza artificiale e dell'immunoterapia - i progressi trattati in questo libro non sono isolati l'uno dall'altro. Piuttosto, sono interconnessi, si completano a vicenda e rafforzano l'efficacia reciproca. La ricerca sul genoma, ad esempio non solo permette di comprendere meglio le cause genetiche delle malattie, ma crea anche la base per terapie personalizzate che possono essere sviluppate in modo più preciso ed efficiente grazie all'intelligenza artificiale. possono essere sviluppate in modo più preciso ed efficiente. Allo stesso tempo, l'immunoterapia, che sta già successo in oncologia, ha il potenziale per essere ulteriormente migliorata grazie alla ricerca genetica e all'intelligenza artificiale.-e l'intelligenza artificiale. Questi progressi sono esemplari di una nuova era della medicina integrativa, in cui le discipline collaborano tra loro per risolvere problemi sanitari complessi.

Tuttavia, il significato di questi sviluppi va ben oltre la tecnologia. Influenzano la vita delle persone a livello profondamente personale. Malattie che un tempo sembravano incurabili stanno diventando gestibili o addirittura curabili. I pazienti beneficiano di trattamenti che non si basano più su un approccio "unico", ma sono personalizzati in base alle loro caratteristiche genetiche e mediche. Allo stesso tempo, questi progressi stanno cambiando il modo in cui organizziamo l'assistenza medica e affrontiamo i problemi di salute in tutto il mondo. Dalla prevenzione dalla prevenzione alla terapia, sono disponibili sempre più strumenti che possono essere utilizzati non solo in modo più efficiente ma anche più equo.

Questo libro presenta le più importanti conquiste della medicina moderna in un contesto coerente e olistico. Mostra come questi progressi migliorino la nostra qualità di vita e superino le barriere esistenti nell'assistenza sanitaria. Allo stesso tempo, fa luce sul modo in cui queste conquiste sollevano nuove domande e sfide, sia in materia di etica che di accessibilità.accessibilità o sostenibilità.

Guardando ai progressi non in modo isolato, ma come un sistema interconnesso, questo libro vuole aiutarci a capire il potenziale della medicina moderna e ad aprire gli occhi sulle possibilità future. Si rivolge ai lettori che non vogliono solo conoscere gli affascinanti dettagli delle innovazioni mediche, ma anche il quadro generale che guida questi progressi e li rende un motore di cambiamento positivo nel mondo. Perché una cosa è chiara: la medicina non è ferma, è in continua evoluzione e con essa la speranza di un futuro più sano e più giusto per tutti noi.

Rilevanza della ricerca medica

La ricerca medica svolge un ruolo centrale nell'affrontare i problemi di salute globale, aggravati da fattori demografici, sociali, ambientali ed economici. Considerando l'aumento della popolazione mondiale, la crescente prevalenza di malattie croniche e non trasmissibili e la minaccia di nuove malattie infettive l'importanza dei progressi scientifici in medicina è più grande che mai. La rilevanza della ricerca medica può essere considerata a diversi livelli: prevenzionediagnosticasviluppo di terapie, politica sanitaria e stabilità sociale.

Negli ultimi 80 anni, la medicina ha compiuto progressi straordinari che hanno rivoluzionato la nostra comprensione della salute e della malattia e migliorato in modo significativo la qualità e l'aspettativa di vita in tutto il mondo. Questi sviluppi sono stati il risultato di una combinazione di curiosità scientifica, progresso tecnologico e collaborazione interdisciplinare, che ha costantemente aperto nuove possibilità per la prevenzionediagnostica e terapia.

Gli anni '40 sono stati caratterizzati da una delle scoperte più significative nella storia della medicina: la scoperta e l'uso diffuso di antibiotici come la penicillina. Questo sviluppo rivoluzionario ha salvato milioni di vite trattando efficacemente infezioni batteriche che in precedenza erano spesso fatali. Gli antibiotici sono diventati rapidamente uno strumento centrale della medicina moderna, consentendo procedure mediche più complesse come la chirurgia, i trapianti e la chemioterapia.che sarebbero impensabili senza il controllo delle infezioni.

Negli anni '50 e '60, i programmi di vaccinazione hanno rivoluzionato la sanità pubblica. Con l'introduzione di vaccini contro malattie come la poliomielite, il morbillo e il vaiolo, il carico globale di malattie è stato drasticamente ridotto. In particolare, l'eradicazione del vaiolo negli anni '80 è considerata uno dei più grandi successi della medicina preventiva e la prova dell'efficacia di iniziative sanitarie coordinate a livello globale.

Allo stesso tempo, negli anni '60 e '70 sono state introdotte innovazioni tecnologiche che hanno cambiato radicalmente la diagnostica e il trattamento. e il trattamento cambiarono radicalmente. Lo sviluppo di tecniche di imaging come la tomografia computerizzata (TC) e la risonanza magnetica (RM) ha permesso ai medici di guardare in profondità nel corpo umano senza dover eseguire procedure invasive. Allo stesso tempo, i progressi della farmacologia hanno portato allo sviluppo di farmaci efficaci per il trattamento di malattie croniche come le malattie cardiovascolari, l'ipertensione e il diabete.l'ipertensione e il diabete.

Gli anni '80 e '90 hanno portato altre pietre miliari, in particolare nella biologia molecolare e nell'ingegneria genetica. e dell'ingegneria genetica. La scoperta della struttura del DNA-e la crescente decodifica dei meccanismi genetici hanno posto le basi per la moderna ricerca sul genoma.. Questi sviluppi sono culminati nel Progetto Genoma Umano, completato con successo nel 2003.che è stato completato con successo nel 2003 e ha permesso di mappare completamente il genoma umano per la prima volta. I risultati ottenuti hanno spianato la strada alla medicina personalizzatache utilizza i profili genetici individuali per sviluppare terapie personalizzate.

Negli ultimi due decenni, la medicina ha visto un'integrazione ancora maggiore di tecnologia e scienza. I progressi dell'immunoterapia hanno rivoluzionato il trattamento del cancro, in particolare addestrando in modo specifico il sistema immunitario a riconoscere e combattere le cellule tumorali. Parallelamente, nuove tecnologie come la CRISPR-Cas9 hanno reso l'editing del genoma hanno reso l'editing del genoma più preciso e accessibile, rendendo potenzialmente curabili le malattie genetiche in futuro.

Un'altra area chiave del progresso moderno è l'uso dell'intelligenza artificiale (AI). Gli algoritmi di IA non solo consentono diagnosi più rapide e accurate grazie all'analisi di grandi quantità di dati, ma anche lo sviluppo di nuovi farmaci e l'ottimizzazione dei processi clinici. Insieme alla digitalizzazione dell'assistenza sanitaria e allo sviluppo della telemedicina, l'IA ha il potenziale per rendere l'assistenza sanitaria più accessibile ed efficiente.

Questi sviluppi segnano il passaggio dalla medicina tradizionale, che si concentrava sulla lotta alle singole malattie, alla medicina integrativa e di precisione che mette al centro le persone. I progressi degli ultimi decenni non solo hanno contribuito a migliorare il trattamento delle malattie acute e croniche, ma hanno anche posto le basi per superare le sfide future come le pandemie, la crescente resistenza agli antibiotici e i cambiamenti demografici.

Nell'era moderna, in cui scienza e tecnologia si intrecciano senza soluzione di continuità, la medicina si trova di fronte al compito di combinare le conquiste del passato con le possibilità del futuro. Questa transizione verso il presente e il futuro della medicina dimostra che non dobbiamo solo basarci sui successi del passato, ma anche lavorare attivamente per rendere l'assistenza sanitaria più equa, sostenibile e innovativa in tutto il mondo. Questo libro è dedicato a uno sguardo dettagliato sui recenti progressi rivoluzionari che daranno forma alla medicina di oggi e di domani.

Affrontare le malattie infettive

Le malattie infettive continuano a rappresentare una sfida globale significativa. Nuovi agenti patogeni come la SARS-CoV-2 (COVID-19), ma anche infezioni ben note come la malariala tubercolosi o l'HIVrichiedono continui sforzi di ricerca. La ricerca medica consente lo sviluppo di nuovi vaccini, farmaci antivirali e procedure diagnostiche migliorate. Ad esempio, il rapido sviluppo di vaccini a mRNA contro la COVID-19 è stato ottenuto grazie a decenni di ricerca di base. Queste tecnologie non solo offrono soluzioni a breve termine, ma creano anche le basi per futuri vaccini contro altre infezioni.

Combattere le malattie trasmissibili

Malattie non trasmissibili come il diabetemalattie cardiovascolaricancro e le malattie neurodegenerative sono in aumento in tutto il mondo e rappresentano un enorme onere per i sistemi sanitari, in particolare nelle società che invecchiano. La ricerca medica offre soluzioni sviluppando approcci terapeutici innovativi, come la medicina personalizzatabasata su dati genetici e molecolari. I progressi nella prevenzionecome il miglioramento dei programmi di screening-programmi di screening e la previsione del rischio, stanno contribuendo a ridurre l'onere della malattia e a migliorare la qualità della vita.

Prevenzione e gestione delle pandemie

La mobilità globale e i cambiamenti climatici aumentano il rischio di pandemie, poiché i nuovi agenti patogeni si diffondono più rapidamente e le malattie esistenti sono favorite dai cambiamenti ambientali. La ricerca nei campi dell'epidemiologia, della virologia e della sanità pubblica e della salute pubblica è fondamentale per stabilire sistemi di allerta precoce e sviluppare misure basate su prove per contenere le pandemie. Ne sono un esempio le collaborazioni internazionali come la rete Global Health Security Agenda, che sostiene la ricerca per rendere più resilienti i sistemi sanitari di tutto il mondo.

Trasferimento di tecnologia

Gran parte della popolazione mondiale ha un accesso limitato alle moderne cure mediche. La ricerca sta contribuendo allo sviluppo di tecnologie efficaci dal punto di vista dei costi che possono essere utilizzate anche in regioni povere di risorse. Un esempio sono i dispositivi diagnostici portatili che consentono diagnosi rapide e precise in aree remote. La ricerca crea anche la base per iniziative globali come il programma "Access to Medicine", che migliora l'accesso ai farmaci essenziali.

Resilienza dei sistemi sanitari

L'onere posto sui sistemi sanitari dall'invecchiamento delle società, dai disastri ambientali e dall'instabilità economica richiede approcci sostenibili e resilienti. La ricerca medica fornisce modelli e strategie per aumentare l'efficienza e la sostenibilità dei sistemi di assistenza. dei sistemi sanitari. La telemedicina e le soluzioni di assistenza sanitaria digitale, guidate dalle innovazioni tecnologiche, svolgono un ruolo sempre più importante nel garantire un'assistenza sanitaria completa.

Promozione della stabilità sociale

La salute è un pilastro centrale della stabilità sociale. Epidemie e ondate croniche di malattie possono esacerbare le tensioni sociali, esaurire le risorse economiche e promuovere l'instabilità politica. La ricerca medica contribuisce a ridurre al minimo questi rischi, non solo curando le malattie, ma anche fornendo soluzioni a lungo termine per migliorare la salute delle comunità. Ad esempio, l'eliminazione di malattie come la poliomielite ha contribuito a promuovere lo sviluppo socio-economico in molte regioni.

L'innovazione come motore del progresso

La ricerca medica è un motore di innovazione che va ben oltre la medicina. Tecnologie come l'intelligenza artificiaiela genomica e la biotecnologia non solo hanno rivoluzionato la pratica medica, ma hanno influenzato anche altri campi come le scienze agricole, le tecnologie ambientali e l'informatica. Queste sinergie stanno aiutando a sviluppare soluzioni più complete alle sfide globali.

Rafforzare la cooperazione internazionale

I problemi di salute non conoscono confini e la ricerca medica è fondamentale per promuovere la cooperazione internazionale. Iniziative come l'Organizzazione Mondiale della Sanità (OMS) o la cooperazione sui programmi di vaccinazione globale si basano sulle conoscenze scientifiche e sui risultati della ricerca. Questi sforzi congiunti rafforzano il sistema sanitario globale e promuovono il trasferimento di conoscenze tra i Paesi.

Nuovi approcci alla diagnosi e alla terapia

Lo sviluppo di nuovi approcci alla diagnosi e al trattamento di malattie gravi è di importanza cruciale, poiché i metodi medici esistenti raggiungono spesso i loro limiti. L'urgenza deriva dalla crescente prevalenza delle malattie, dall'impatto sociale ed economico dei problemi di salute e dalla necessità di creare opzioni di trattamento personalizzate ed efficaci.

Crescente onere della malattia

L'onere globale di malattie gravi come il cancromalattie cardiovascolarimalattie neurodegenerative e malattie genetiche rare è in costante aumento. Queste malattie non sono solo le principali cause di morte, ma hanno anche un impatto significativo sulla qualità della vita delle persone colpite. Anche l'invecchiamento della popolazione contribuisce a questo sviluppo, poiché il rischio di molte malattie croniche aumenta con l'età. Allo stesso tempo, le nuove malattie infettive emergenti o mutanti come la SARS-CoV-2 rappresentano una minaccia acuta che richiede soluzioni rapide e innovative.

Limiti della diagnostica esistente

Nonostante gli enormi progressi nella diagnostica ci sono ancora sfide notevoli. Molte malattie vengono riconosciute solo in fase avanzata, quando le opzioni terapeutiche sono limitate. Ne sono un esempio tumori come quello al pancreas, spesso asintomatici e quindi diagnosticati solo in fase avanzata. È urgente la necessità di procedure diagnostiche più sensibili e specifiche che consentano una diagnosi precoce e quindi aumentino le possibilità di successo del trattamento. Allo stesso tempo, la crescente complessità delle malattie moderne richiede lo sviluppo di tecnologie innovative come biopsie liquide, imaging molecolare e strumenti diagnostici basati sull'intelligenza artificiale.-e strumenti diagnostici basati sull'intelligenza artificiale.

Le sfide della terapia

Lo sviluppo di terapie efficaci è reso più difficile dall'eterogeneità di molte malattie. Il cancroad esempio, non è una singola malattia, ma un gruppo di oltre 100 patologie diverse, ciascuna con caratteristiche genetiche e molecolari differenti. Le terapie standardizzate spesso non sono sufficienti a coprire questa diversità, rendendo necessario lo sviluppo di approcci personalizzati. Inoltre, le terapie per malattie come il morbo di Alzheimer e il morbo diParkinson o le infezioni resistenti agli antibiotici stanno raggiungendo i loro limiti, poiché i meccanismi sottostanti non sono ancora del tutto compresi o mancano opzioni terapeutiche efficaci.

Minaccia di resistenza

La crescente resistenza degli agenti patogeni ai farmaci esistenti, in particolare agli antibiotici, è una delle maggiori sfide globali.è una delle maggiori sfide globali. I batteri multiresistenti possono essere letali anche in caso di infezioni semplici e lo sviluppo di nuovi antibiotici procede lentamente. Analogamente, la resistenza ai farmaci antivirali e antitumorali limita notevolmente l'efficacia delle terapie esistenti. Per contrastare questo sviluppo sono urgentemente necessari nuovi principi attivi e approcci terapeutici alternativi, come l'uso di fagi o immunoterapie.

Costi e accesso alle cure

Molte delle terapie attualmente disponibili, in particolare per le malattie gravi, sono estremamente costose e inaccessibili ad ampie fasce della popolazione. Ciò riguarda non solo i Paesi a basso e medio reddito, ma anche i Paesi sviluppati, dove i pazienti spesso subiscono pressioni finanziarie per accedere a trattamenti salvavita. Lo sviluppo di approcci terapeutici scalabili ed economicamente vantaggiosi è quindi una sfida fondamentale per garantire che i progressi della medicina vadano a beneficio di tutti.

Progresso tecnologico e scientifico

Mentre i progressi nella ricerca sul genomaL'INT⊚LLIG⊚NZA ARTIFICIAL⊚ e delle biotecnologie offrono opportunità promettenti, siamo ancora agli inizi dell'utilizzo di queste tecnologie su larga scala. L'urgenza di sviluppare nuovi approcci sta anche nel far progredire queste tecnologie per accelerare la transizione dalla ricerca di base alla pratica clinica. Ciò richiede non solo innovazione scientifica, ma anche investimenti, adeguamenti normativi e collaborazione interdisciplinare.

Implicazioni per la pratica clinica e la società

I progressi della medicina hanno effetti di vasta portata sulla pratica clinica e sulla società. Non solo cambiano il modo in cui le malattie vengono diagnosticate e trattate, ma influenzano anche le strutture e i processi fondamentali del sistema sanitario. Nella pratica clinica, le nuove tecnologie come l'intelligenza artificiale e gli approcci genomici e gli approcci genomici consentono diagnosi più precise e terapie personalizzate. e terapie personalizzate. Grazie ai test genetici, i medici possono valutare meglio i rischi individuali di malattia e sviluppare piani di trattamento personalizzati, più efficaci e più delicati per i pazienti. I progressi nell'immunoterapia e nell'imaging molecolare stanno aprendo nuove strade per trattare in modo più mirato anche malattie complesse o avanzate.

Tuttavia, queste innovazioni non hanno un impatto solo sulla medicina, ma anche sulla società. Contribuiscono a migliorare la qualità della vita, consentendo di controllare o curare meglio malattie che prima erano incurabili o difficili da trattare. Allo stesso tempo, però, sollevano questioni di equità e accessibilità. accessibilità. Le terapie avanzate sono spesso costose e non sono ugualmente disponibili per tutti i pazienti. Ciò rappresenta una sfida per il sistema sanitario globale, poiché le disuguaglianze esistenti potrebbero aggravarsi se non si amplia l'accesso ai trattamenti moderni.

Anche le questioni etiche e sociali stanno diventando sempre più importanti. Progressi come l'editing del genoma editing tramite CRISPR-Cas9 o l'uso dell'intelligenza artificiale in medicina sollevano dibattiti su come queste tecnologie possano essere utilizzate in modo responsabile. L'archiviazione e l'elaborazione di dati medici sensibili e la possibilità di modificare le caratteristiche genetiche toccano questioni fondamentali di etica e protezione dei dati. e di protezione dei dati. Questi sviluppi richiedono una stretta collaborazione tra scienza, politica e società per garantire un uso equo e sicuro di queste tecnologie.

Anche le implicazioni economiche sono notevoli. Sebbene i nuovi farmaci e le nuove terapie comportino spesso costi di sviluppo elevati, a lungo termine potrebbero ridurre i costi dell'assistenza sanitaria consentendo trattamenti più precisi ed efficienti. Allo stesso tempo, nel campo della biotecnologia e della tecnologia medica si stanno creando nuove industrie e nuovi posti di lavoro. e della tecnologia medica. Questi progressi creano quindi impulsi non solo medici, ma anche economici e tecnologici che influenzano la società nel suo complesso.

1. ricerca sul genoma

La ricerca sul genoma ha cambiato radicalmente la nostra comprensione della salute e delle malattie. Dalla decodifica del genoma umano nel 2003, le scoperte scientifiche, come il sequenziamento ad alto rendimento e le tecnologie di editing genico come CRISPR-Cas9, hanno cambiato radicalmente la nostra comprensione della salute e delle malattie. e le tecnologie di editing genico come la CRISPR-Cas9 hanno aperto nuove possibilità di ricerca e di intervento specifico sulle cause genetiche delle malattie. Questi progressi non solo permettono di identificare con precisione i fattori di rischio genetici, ma anche di sviluppare terapie personalizzate che si adattano ai profili genetici individuali dei pazienti. La genomica ha il potenziale per trasformare la medicina da disciplina reattiva a disciplina preventiva e rivoluzionare il trattamento di numerose malattie, dai disturbi genetici rari al cancro.al cancro.

Le basi della genomica e il loro significato

La genomica è lo studio dell'intera informazione genetica di un organismo, memorizzata nel genoma. Comporta l'analisi delle sequenze di DNA-DNA, la loro struttura, la loro funzione e le loro interazioni. Al centro della genomica c'è l'obiettivo di sviluppare una profonda comprensione delle basi genetiche dei processi biologici e di decifrare la loro influenza sulla salute e sulla malattia. La decodifica del genoma umano nel 2003 è stata una pietra miliare che ha aperto le porte a una nuova era della medicina in cui le informazioni genetiche svolgono un ruolo fondamentale.

L'importanza della genomica in medicina è dimostrata soprattutto dalla sua capacità di comprendere le malattie a livello molecolare. Molte malattie, in particolare quelle genetiche e multifattoriali come il cancroil diabete e le malattie cardiovascolarihanno cause genetiche o fattori di rischio che possono essere identificati attraverso analisi genomiche. Questo non solo consente una diagnostica più precisama anche lo sviluppo di terapie su misura, le cosiddette terapie personalizzate. Tali terapie tengono conto delle caratteristiche genetiche individuali di un paziente, aumentando così le probabilità di successo terapeutico e riducendo al minimo gli effetti collaterali.

Inoltre, la genomica ha ha rivoluzionato la medicina preventiva. I test genetici possono essere utilizzati per riconoscere i fattori di rischio di alcune malattie in una fase precoce, anche prima della comparsa dei sintomi. Ciò consente di adottare misure preventive che possono ritardare o impedire lo sviluppo delle malattie. La farmacogenomicaun sottocampo della genomica, dimostra anche i suoi vantaggi: Qui si studia come le variazioni genetiche influenzino la risposta di un individuo ai farmaci. Questo porta a strategie di trattamento ottimizzate e personalizzate per il paziente.

Un altro importante campo di applicazione è l'oncologiadove la genomica svolge un ruolo centrale nell'identificazione dei marcatori tumorali e nello sviluppo di terapie mirate. Analizzando i cambiamenti genetici nelle cellule tumorali, è possibile utilizzare farmaci specifici per attaccare proprio questi cambiamenti. Questo ha rivoluzionato il trattamento del cancro Questo ha rivoluzionato il trattamento del cancro e ha migliorato significativamente i tassi di sopravvivenza per molti tipi di tumore.

La genomica ha anche il potenziale per diagnosticare e trattare meglio le malattie genetiche rare. In passato molte di queste malattie non venivano individuate perché le loro cause genetiche erano sconosciute. Oggi la ricerca sul genoma consente e lo sviluppo di approcci terapeutici specifici, come le terapie genicheche mirano direttamente alla mutazione genetica di base. mutazione genetica di base.

Il Progetto Genoma Umano

Il Progetto Genoma Umano (Progetto Genoma Umano Project (HGP) è stato uno degli sforzi scientifici più importanti del XX secolo e ha segnato una pietra miliare nella biologia e nella medicina. Questo progetto di ricerca internazionale, che si è svolto dal 1990 al 2003, mirava a decodificare la sequenza completa del genoma umano e a identificare circa 20.000-25.000 geni umani. È stato il primo progetto a mappare e analizzare sistematicamente il codice genetico umano, fornendo una base fondamentale per la moderna ricerca sul genoma e la medicina personalizzata. e la medicina personalizzata medicina personalizzata.

Un successo fondamentale del Progetto Genoma Umano è stata la creazione di una sequenza di riferimento completa del genoma umano. Questo riferimento serve ancora oggi come base per gli studi genetici e ha rivoluzionato la nostra comprensione delle malattie causate da mutazioni genetiche. Prima del progetto, si sapeva ben poco della struttura e dell'organizzazione del genoma umano. Il Progetto Genoma Umano ha dimostrato che il corpo umano è composto da un numero sorprendentemente piccolo di geni - molto meno di quanto si pensasse in origine - e che le complesse interazioni tra geni e fattori ambientali giocano un ruolo cruciale nello sviluppo delle malattie. giocano un ruolo decisivo nello sviluppo delle malattie.

Un altro passo avanti è stato lo sviluppo di nuove tecnologie e metodi avanzati durante il progetto. Le tecnologie di sequenziamento ad alto rendimentostrumenti bioinformatici e database sviluppati specificamente per l'analisi e l'archiviazione delle informazioni genetiche hanno rivoluzionato la ricerca. Queste innovazioni non solo hanno fatto progredire la genomica ma hanno anche consentito applicazioni in altre discipline biologiche e mediche.

Il progetto del genoma umano ha avuto un profondo impatto anche sulla medicina. Ha gettato le basi per lo sviluppo della medicina personalizzata, in cui le informazioni genetiche vengono utilizzate per effettuare diagnosi più precise e adattare le terapie ai singoli pazienti. In particolare in oncologia in particolare, le scoperte del progetto hanno creato le basi per l'identificazione di specifiche mutazioni genetiche che svolgono un ruolo in vari tipi di cancro. Ciò ha permesso lo sviluppo di terapie mirate che oggi salvano molte vite.

Inoltre, il progetto ha accelerato la ricerca sulle malattie genetiche. Ha identificato migliaia di varianti genetiche associate a malattie specifiche e ha aperto la possibilità di sviluppare test genetici per prevedere e prevenire queste malattie. di queste malattie. Ciò è stato particolarmente importante per le malattie genetiche rare, spesso difficili da diagnosticare.

Il progetto del genoma umano non è stato solo una pietra miliare scientifica, ma anche sociale. Ha scatenato discussioni a livello mondiale sugli aspetti etici, legali e sociali della ricerca sul genoma. ricerca. Temi come la protezione dei dati delle informazioni genetiche, la possibilità di discriminazione sulla base di caratteristiche genetiche e i limiti dell'intervento genetico sono stati intensamente discussi e rimangono tuttora rilevanti.

Tecnologie di editing genico

CRISPR-Cas9 è una delle più importanti scoperte scientifiche degli ultimi decenni e ha rivoluzionato l'editing genico. Originariamente derivato dal sistema immunitario dei batteri, in cui serve a proteggere dai virus, questo sistema è stato adattato dagli scienziati per la manipolazione mirata del materiale genetico delle cellule. Consente interventi precisi nel DNAmirando, tagliando e modificando siti specifici del genoma. La tecnologia è costituita da due componenti principali: la proteina Cas9, che agisce come "forbice" per tagliare il DNA, e un RNA guida (gRNA), che indirizza la proteina Cas9 verso una specifica sequenza di DNA. Dopo il taglio, la cellula attiva i suoi meccanismi naturali di riparazione, che possono portare all'inattivazione di un gene o a una sua modifica mirata. Questo metodo semplice, economico e altamente preciso ha consentito numerose applicazioni nella ricerca, nella medicina e nell'agricoltura.

Nella ricerca medica, CRISPR-Cas9 ha creato opportunità rivoluzionarie per il trattamento delle malattie genetiche. Permette agli scienziati di correggere direttamente le mutazioni che causano le malattie. Le prime sperimentazioni cliniche stanno dando risultati promettenti nel trattamento di malattie come l'anemia falciforme e la beta-talassemia. e la beta-talassemia, dove i geni difettosi possono essere sostituiti con versioni correttamente funzionanti. CRISPR-Cas9 offre anche la speranza di una cura per malattie ereditarie come la distrofia muscolare o alcune forme di cecità, riparando in modo mirato i difetti genetici sottostanti. Nella terapia del cancro la tecnologia viene utilizzata per modificare geneticamente le cellule immunitarie in modo che possano attaccare più efficacemente le cellule tumorali. Questi sviluppi segnano l'inizio di un'era in cui le malattie possono essere trattate a livello molecolare intervenendo direttamente sulle cause genetiche.

Inoltre, CRISPR-Cas9 ha rivoluzionato la ricerca di base. Consente agli scienziati di disattivare o modificare con precisione i geni per studiarne la funzione. Ciò ha approfondito la comprensione dei processi biologici fondamentali e ha chiarito numerosi meccanismi di malattia che in precedenza erano poco conosciuti. La tecnologia viene utilizzata anche per sviluppare modelli genetici per malattie come l'Alzheimer e il diabete.il diabete o il cancro che servono come base per lo sviluppo di nuove terapie.

Anche in agricoltura, CRISPR-Cas9 ha consentito enormi progressi in agricoltura. Le piante coltivate possono essere modificate in modo specifico per renderle più resistenti a malattie, parassiti o influenze ambientali. In questo modo, è possibile sviluppare varietà più robuste e ad alto rendimento che contribuiscono a garantire l'approvvigionamento alimentare globale. La tecnologia viene utilizzata anche per allevare animali con caratteristiche migliori, come i maiali resistenti a determinati virus o le mucche in grado di prosperare in condizioni climatiche estreme.

Nonostante la versatilità e il potenziale della CRISPR-Cas9 esistono sfide tecniche, etiche e normative. Un problema è rappresentato dai cosiddetti effetti fuori bersaglio, in cui la tecnologia taglia involontariamente altre parti del genoma. Tali errori potrebbero avere gravi conseguenze, soprattutto nelle applicazioni cliniche. Gli effetti a lungo termine degli interventi genetici, in particolare nelle cellule germinali che vengono trasmesse alle generazioni successive, sono ancora in gran parte inesplorati. Ciò solleva anche questioni etiche, come la possibilità di modificare geneticamente gli embrioni umani per creare tratti specifici - uno scenario spesso definito "designer babies". Tali interventi potrebbero esacerbare le disuguaglianze sociali o consentire abusi se la tecnologia non è strettamente regolamentata.

Un altro tema è l'accesso alle tecnologie CRISPR-Cas9CRISPR-Cas9. Sebbene il metodo in sé sia relativamente poco costoso, lo sviluppo e l'applicazione di terapie genetiche sono costosi, il che comporta il rischio che solo le società o gli individui ricchi possano beneficiare dei progressi. La comunità scientifica internazionale deve affrontare la sfida di sviluppare standard e linee guida che garantiscano la sicurezza delle applicazioni e affrontino le questioni etiche.

Nonostante queste sfide, la CRISPR-Cas9 rimane una tecnologia trasformativa con il potenziale per affrontare alcuni dei problemi più urgenti dell'umanità. Dalla cura delle malattie genetiche al miglioramento della produzione alimentare globale e alla risoluzione di questioni biologiche fondamentali, le possibilità sembrano quasi illimitate. La ricerca in corso non solo migliorerà la precisione e la sicurezza del metodo, ma aprirà anche nuovi campi di applicazione. Con un uso responsabile e lo sviluppo di quadri etici e normativi adeguati, CRISPR-Cas9 potrebbe diventare una delle tecnologie più influenti del XXI secolo e cambiare radicalmente il modo in cui trattiamo le malattie e modelliamo il nostro ambiente.

Sequenziamento ad alta velocità (sequenziamento di nuova generazione).

Sequenziamento ad alta velocitànoto anche come sequenziamento di nuova generazione (NGS), ha rivoluzionato il modo in cui le informazioni genetiche vengono decodificate e analizzate. Questa tecnologia consente di analizzare grandi quantità di sequenze di DNA o RNA in modo rapido, preciso ed economico.- o di RNA in modo rapido, preciso ed economico. Rispetto ai metodi di sequenziamento tradizionali, come il sequenziamento Sanger, l'NGS è molto più veloce e flessibile e consente di analizzare genomi completi.esomi o trascrittomi in pochi giorni. L'introduzione della NGS all'inizio degli anni 2000 ha segnato una tappa importante che ha rivoluzionato la moderna ricerca sul genoma.la diagnostica e la medicina personalizzata medicina personalizzata.

NGS si basa su metodi di sequenziamento parallelo in cui milioni di frammenti di DNA vengono sequenziati simultaneamente.-I frammenti vengono sequenziati simultaneamente. La tecnologia prevede diverse fasi: In primo luogo, il DNA viene tagliato in piccoli frammenti, che vengono poi etichettati con adattatori specifici e amplificati. Segue il sequenziamento, in cui ogni elemento costitutivo del DNA (adeninaguaninacitosina e timina) viene letto uno dopo l'altro, spesso utilizzando metodi basati sulla fluorescenza. Sofisticati sistemi bioinformatici analizzano e ricostruiscono i dati per decodificare l'intera sequenza.

Uno dei più grandi progressi compiuti dalla NGS è la drastica riduzione dei costi e dei tempi necessari per il sequenziamento del genoma. Mentre il sequenziamento di un genoma umano nell'ambito del Progetto Genoma Umano è costato oltre un decennio e circa 3 miliardi di dollari, oggi è possibile sequenziare genomi completi in pochi giorni per meno di 1.000 dollari. ora possono essere sequenziati in pochi giorni per meno di 1.000 dollari USA. Questo sviluppo ha reso la ricerca sul genoma accessibile per un'ampia gamma di applicazioni.

Nella diagnostica medica La NGS ha ha consentito progressi significativi nella diagnostica medica. Oggi viene utilizzata di routine per analizzare i genomi dei tumori e identificare le mutazioni che rispondono in modo specifico a determinate terapie. Svolge inoltre un ruolo centrale nella diagnosi delle malattie genetiche rare, dove la NGS consente di individuare mutazioni spesso trascurate dai metodi tradizionali. Inoltre, la NGS ha rivoluzionato la scoperta e la caratterizzazione dei microrganismi, facilitando l'identificazione di nuovi agenti patogeni e il monitoraggio delle epidemie, come dimostrato in modo impressionante durante il COVID-19.-ha dimostrato in modo impressionante.

L'applicazione di NGS nella ricerca ha ampliato in modo significativo la nostra comprensione dei processi biologici. Con il sequenziamento dell'RNA, gli scienziati possono analizzare l'espressione genica nelle cellule o nei tessuti, fornendo importanti indicazioni sui meccanismi delle malattie. Anche le analisi epigenetiche, come lo studio dei modelli di DNA-metilazione, sono state anch'esse rese possibili dalla NGS e aiutano a comprendere la regolazione dei geni in condizioni diverse. In oncologia La NGS ha contribuito alla scoperta di biomarcatori che migliorano la diagnosi precoce del cancro e la prognosi.

L'NGS è anche uno strumento fondamentale per la medicina personalizzata è anche uno strumento fondamentale per la medicina personalizzata. Consente di sviluppare terapie personalizzate in base alle caratteristiche genetiche del paziente. Per esempio, la farmacogenomica-I test eseguiti con la NGS possono prevedere l'efficacia e gli effetti collaterali di alcuni farmaci, consentendo un trattamento più preciso e sicuro. La tecnica offre anche potenziali soluzioni per la medicina preventiva, identificando i fattori di rischio genetici individuali per le malattie.

Oltre alla medicina, la NGS ha portato enormi progressi anche in altri settori come l'agricoltura, le scienze ambientali e la medicina legale. Nelle scienze agrarie, viene utilizzata per identificare i marcatori genetici per la selezione di piante più resistenti e a più alto rendimento. Nelle scienze ambientali, la NGS aiuta ad analizzare la biodiversità dei microrganismi in diversi ecosistemi. Nella medicina legale, la tecnologia consente di analizzare tracce minime di DNA per risolvere i casi in modo più preciso.-per risolvere i casi in modo più preciso.

Nel complesso, la NGS ha ha cambiato radicalmente il panorama della genomica e delle scienze della vita. Non solo ha approfondito la nostra comprensione dei processi genetici e molecolari, ma ha anche permesso applicazioni pratiche in medicina e non solo. Con la continua evoluzione della tecnologia e della bioinformatica, si prevede che la NGS svolgerà un ruolo sempre più importante nella risoluzione di problemi biologici e medici complessi. La combinazione di velocità, precisione e versatilità rende la NGS uno strumento indispensabile per la scienza e la medicina moderne.

Applicazioni cliniche

La ricerca sul genoma ha rivoluzionato la medicina e ha dato origine a una moltitudine di applicazioni cliniche nella diagnosticaterapia e prevenzione migliorare significativamente la diagnostica, la terapia e la prevenzione. Comprendendo le basi genetiche delle malattie e identificando specifici marcatori genetici, medici e scienziati possono sviluppare approcci personalizzati più precisi ed efficaci che mai. Le tecnologie genomiche, come il sequenziamento ad alta velocità e l'editing genico, si sono diffuse in numerosi campi della medicina.

Una delle più importanti applicazioni cliniche della ricerca sul genoma è la **diagnosi di malattie genetiche rare**. Molte di queste malattie, che in passato erano difficili o impossibili da diagnosticare, possono ora essere identificate con precisione grazie all'analisi dell'intero genoma o dell'esoma. Ciò consente non solo una diagnosi accurata, ma anche un trattamento mirato e una consulenza genetica per le famiglie colpite. Il sequenziamento dell'esoma ha già contribuito a chiarire la causa di malattie come la distrofia muscolare o alcune forme di epilessia.

Nella **medicina del cancro** la ricerca sul genoma ha ha portato a cambiamenti di vasta portata. L'analisi dei genomi dei tumori permette di identificare le mutazioni genetiche specifiche di un tumore. Queste informazioni sono fondamentali per lo sviluppo e l'uso di terapie mirate che attaccano solo le cellule tumorali risparmiando i tessuti sani. Ne sono un esempio farmaci come gli inibitori di H®R2 per il tumore al seno o gli inibitori dell'®GFR per il cancro al polmone. Inoltre, la genomica svolge un ruolo fondamentale nel riconoscimento dei biomarcatori che consentono di fare previsioni sul decorso della malattia e sull'efficacia di determinati trattamenti.

Anche la **medicina preventiva** trae vantaggio dalla ricerca sul genoma. I test genetici possono rivelare i rischi individuali di malattia anche prima della comparsa dei sintomi. Ad esempio, le donne con mutazioni BRCA1 o BRCA2 possono avere un rischio maggiore di cancro al seno e alle ovaie. Queste scoperte consentono di adottare misure preventive come l'aumento dello screening o interventi profilattici. ®sistono approcci simili per altre patologie, come le malattie cardiovascolaridove i fattori di rischio genetici, come le varianti del gene LDLR, possono essere riconosciuti precocemente.

Un altro importante campo di applicazione è la **farmacogenomica** che analizza come le differenze genetiche influenzino la risposta di un individuo ai farmaci. Queste informazioni aiutano a selezionare il farmaco e il dosaggio giusto per ogni paziente, riducendo al minimo gli effetti collaterali e massimizzando l'efficacia. Un esempio è il dosaggio dell'anticoagulante warfarin, che è influenzato da variazioni genetiche nei geni CYP2C9 e VKORC1. I test farmacogenomici possono essere utilizzati per personalizzare il dosaggio al fine di evitare complicazioni.

La ricerca sul genoma ha permesso lo sviluppo di **terapie geniche** innovative. rese possibili. Queste terapie mirano a riparare o sostituire i geni difettosi che causano le malattie. I primi successi clinici si stanno vedendo in malattie genetiche come l'anemia falciforme e la beta-talassemia, in cui vengono corretti i difetti genetici sottostanti. e la beta-talassemia, in cui vengono corretti i difetti genetici sottostanti. In oftalmologia, la terapia genica Luxturna ha già dimostrato che i disturbi genetici della vista possono essere trattati.

In infettivologia la ricerca sul genoma viene utilizzata viene utilizzata per identificare più rapidamente gli agenti patogeni e analizzarne le proprietà genetiche. Ciò è particolarmente importante per lo sviluppo di vaccini e terapie antivirali. Durante la COVID-19-la ricerca genomica ha svolto un ruolo fondamentale nel sequenziamento del genoma del SARS-CoV-2 e nello sviluppo di vaccini a base di mRNA.

La medicina dei trapianti ha beneficiato della ricerca sul genoma ha beneficiato anche della ricerca sul genoma. I test genetici consentono di determinare con maggiore precisione la compatibilità dei tessuti tra donatori e riceventi, aumentando il tasso di successo dei trapianti di organi. Sono in corso anche ricerche su come i fattori genetici influenzano la risposta immunitaria per controllare meglio le reazioni di rigetto.

La ricerca sul genoma ha permesso di compiere progressi significativi anche nel campo della **salute mentale**. Gli studi sull'architettura genetica di disturbi come la depressione, la schizofrenia e l'autismo hanno contribuito a identificare complessi fattori di rischio genetici. Queste scoperte potrebbero portare in futuro a nuovi strumenti diagnostici e a trattamenti personalizzati.

Nella **gravidanza e nella diagnostica prenatale**, la ricerca sul genoma ha anche portato ha portato anche progressi rivoluzionari. I test prenatali non invasivi (NIPT), che si basano sull'analisi del DNA fetale libero da cellule nel sangue materno, consentono di individuare precocemente anomalie genetiche come la trisomia 21. fetale nel sangue materno, consentono di individuare precocemente anomalie genetiche come la trisomia 21senza dover eseguire procedure invasive come l'amniocentesi senza dover effettuare procedure invasive come l'amniocentesi.

Diagnostica e terapia delle malattie genetiche

La diagnosi e la terapia delle malattie genetiche hanno subito una profonda trasformazione grazie ai progressi della ricerca sul genoma. hanno subito una profonda trasformazione. Le malattie genetiche causate da mutazioni in geni singoli o multipli pongono spesso complesse sfide diagnostiche e terapeutiche. Grazie alle moderne tecnologie genomiche, come il sequenziamento ad alto rendimento (sequenziamento di (sequenziamento di nuova generazione, NGS) e l'editing genico, queste malattie possono ora essere diagnosticate con maggiore precisione e trattate in modo mirato.

Nella **diagnosi** malattie genetiche, la ricerca sul genoma ha ha avviato un cambiamento di paradigma. I metodi diagnostici tradizionali, come i singoli test genetici molecolari, spesso richiedevano molto tempo e potevano riconoscere solo mutazioni specifiche. Con la NGS è ora possibile analizzare l'intero genoma (WGS, Whole Genome sequenziamento) o l'esoma (W◉S, Whole ◉xome sequenziamento) di un paziente in tempi brevi e a costi ragionevoli. Ciò consente di analizzare in modo completo le cause genetiche delle malattie, anche in pazienti con sintomi non specifici o complessi. Il sequenziamento dell'esoma è spesso utilizzato per identificare malattie genetiche rare in cui potrebbe essere interessato un gran numero di geni potenziali. Un esempio è la distrofia muscolare, la cui causa può essere rappresentata da mutazioni in diversi geni. L'analisi del genoma può anche essere utilizzata per scoprire nuove varianti genetiche che rivelano meccanismi di malattia precedentemente sconosciuti.

La diagnosi di delle malattie genetiche è integrata da test genetici precisi che mirano a mutazioni specifiche. Per esempio, i portatori di mutazioni genetiche come BRCA1 o BRCA2, che aumentano il rischio di cancro al seno e alle ovaie, possono essere identificati attraverso test mirati. Queste diagnosi sono importanti non solo per il paziente, ma anche per i membri della famiglia che possono essere a rischio di mutazioni.

Nel **trattamento delle** malattie genetiche, la ricerca sul genoma ha anche ha reso possibili progressi rivoluzionari. Le terapie geniche sono uno degli sviluppi più promettenti in questo campo. ⊚sse mirano a correggere o sostituire direttamente i geni difettosi. Un esempio è la terapia genica per gravi malattie ereditarie della retina, come l'amaurosi congenita di Leber, in cui il gene RP⊚65 difettoso viene sostituito da un gene funzionale. Luxturnauna terapia genica approvata, ha dimostrato che questi approcci possono ripristinare la vista dei pazienti.

Un altro esempio è il trattamento dell'anemia falciforme e della beta-talassemia, causate da geni difettosi dell'emoglobina. e la beta-talassemia, causate da geni dell'emoglobina difettosi. Attraverso l'uso di tecnologie di editing genico come la CRISPR-Cas9 è possibile correggere con precisione i geni difettosi, con il potenziale di curare definitivamente queste malattie. Le prime sperimentazioni cliniche con la terapia genica basata su CRISPR stanno dando risultati promettenti e potrebbero rappresentare un futuro standard nel trattamento delle malattie genetiche.

Oltre alla terapia genica, la ricerca sul genoma ha ha anche favorito lo sviluppo di farmaci specifici che agiscono sui meccanismi genetici. Un esempio è lo sviluppo di farmaci per la fibrosi cisticache migliorano la funzione del gene CFTR mutato. Questi farmaci, come ivacaftoraffrontano le cause molecolari della malattia e hanno migliorato significativamente la qualità e l'aspettativa di vita dei pazienti.

La diagnosi prenatale delle malattie genetiche ha fatto notevoli progressi. ha fatto progressi significativi. I test prenatali non invasivi (NIPT) analizzano il DNA fetale libero da cellule nel sangue materno e consentono di individuare precocemente anomalie genetiche quali la trisomia 21. fetale nel sangue materno e consentono di individuare precocemente anomalie genetiche come la trisomia 21 senza il rischio di procedure invasive. Questo ha aumentato in modo significativo la sicurezza e l'accuratezza delle diagnosi prenatali e offre ai genitori e ai medici un maggiore margine di manovra.

Nonostante gli impressionanti progressi, ci sono ancora delle sfide da affrontare. Una di queste è l'interpretazione dei dati genetici, in particolare nel caso di varianti di significato clinico sconosciuto. Non tutte le mutazioni genetiche portano necessariamente alla malattia e il significato clinico di molte varianti genetiche rimane poco chiaro. Ciò richiede l'integrazione dei dati genomici con altre informazioni diagnostiche per prendere decisioni informate. Inoltre, la dimensione etica della diagnostica e della terapia genetica rappresenta una sfida. e terapia genetica rappresenta una sfida. Il trattamento delle informazioni genetiche richiede linee guida rigorose per la protezione dei dati e la possibilità di manipolare le cellule germinali solleva questioni sociali ed etiche.

La diagnosi e la terapia delle malattie genetiche sono entrate in una nuova era grazie alla ricerca sul genoma. ha inaugurato una nuova era. La capacità di identificare con precisione e trattare in modo specifico le cause genetiche offre una speranza ai pazienti che in precedenza potevano essere trattati solo in modo sintomatico. Con il continuo sviluppo delle tecnologie genomiche e delle terapie geniche, c'è un grande potenziale per capire meglio e trattare in modo specifico le cause genetiche. c'è un grande potenziale per comprendere meglio e trattare efficacemente un'ampia gamma di malattie genetiche, che migliorerà in modo sostenibile l'assistenza sanitaria e la qualità della vita di milioni di persone in tutto il mondo.

Sviluppo della medicina personalizzata

La medicina personalizzatanota anche come medicina di precisione, ha subito uno sviluppo trasformativo grazie ai progressi della ricerca sul genoma e all'utilizzo dei profili genetici. e l'utilizzo di profili genetici. L'obiettivo della medicina personalizzata è quello di adattare diagnosi, strategie di prevenzione e terapie alle caratteristiche genetiche, molecolari e cliniche individuali di ciascun paziente. A differenza degli approcci convenzionali, che prevedono trattamenti standardizzati per tutti i pazienti, la medicina personalizzata utilizza informazioni genetiche dettagliate per sviluppare la migliore terapia possibile per ogni individuo. Questo aumenta l'efficacia del trattamento, riduce al minimo gli effetti collaterali e apre nuove possibilità nella prevenzione e nella cura di malattie complesse. e curare malattie complesse.

La base della medicina personalizzata è l'analisi dei profili genetici individuali, resa possibile da tecnologie come il sequenziamento ad alto rendimento (next-generation sequencing, NGS). (sequenziamento di nuova generazione, NGS) e le analisi bioinformatiche. Questi metodi consentono di identificare le variazioni genetiche responsabili dello sviluppo della malattia o della risposta ai farmaci. Ad esempio, le mutazioni in alcuni geni, come BRCA1 e BRCA2, possono aumentare significativamente il rischio di cancro al seno e alle ovaie. Grazie a queste conoscenze, è possibile pianificare individualmente misure preventive come un attento monitoraggio o interventi profilattici.

Nella terapia del cancro la medicina personalizzata ha ha fatto notevoli progressi. Il DNA del tumore-tumorale può identificare specifiche mutazioni genetiche che guidano la crescita del tumore. Queste scoperte consentono di utilizzare terapie mirate che agiscono specificamente contro queste mutazioni, come gli inibitori dell'®GFR per il cancro al polmone o gli inibitori dell'H®R2 per il cancro al seno.. Tali terapie sono spesso più efficaci e più delicate delle chemioterapie convenzionaliperché attaccano con precisione il tessuto tumorale, risparmiando in gran parte i tessuti sani. L'analisi del DNA tumorale ha anche permesso lo sviluppo delle cosiddette biopsie liquide, in cui le informazioni genetiche sono ottenute dal DNA tumorale circolante nel sangue. Questo metodo non invasivo offre un modo rapido e sicuro per monitorare la progressione della malattia e adattare la terapia.

Un altro campo di applicazione fondamentale per la medicina personalizzata è la farmacogenomica.. Questa studia come le variazioni genetiche influenzino la risposta di un individuo ai farmaci. Alcuni pazienti metabolizzano i farmaci più velocemente o più lentamente a causa di differenze genetiche, che influenzano la loro efficacia o il rischio di effetti collaterali. Ad esempio, le varianti del gene CYP2C19 influenzano l'efficacia del clopidogrel, un anticoagulante spesso prescritto.un anticoagulante che viene spesso prescritto dopo un attacco di cuore. I test genetici consentono di scegliere farmaci alternativi o dosaggi più adatti alle esigenze individuali del paziente. Questi approcci non solo migliorano la sicurezza e l'efficacia del trattamento, ma contribuiscono anche a ridurre i costi sanitari evitando terapie inefficaci.

La medicina personalizzata ha fatto progressi significativi anche nel trattamento di malattie genetiche come la fibrosi cistica o l'anemia falciforme o l'anemia falciformehanno fatto progressi anche nel trattamento di malattie genetiche come la fibrosi cistica o l'anemia falciforme. L'identificazione di specifici difetti genetici ha portato allo sviluppo di terapie mirate che agiscono a livello molecolare. Un esempio è l'ivacaftorun farmaco che migliora la funzione della proteina CFTR mutata nei pazienti affetti da fibrosi cistica con determinate mutazioni. Questi approcci terapeutici illustrano come i profili genetici possano essere utilizzati per sviluppare trattamenti per gruppi specifici di pazienti.

Inoltre, la medicina personalizzata apre apre nuove possibilità nella medicina preventiva. I test genetici possono essere utilizzati per ridurre al minimo il rischio di malattie croniche come diabetemalattie cardiovascolari o malattie neurodegenerative come il morbo di Alzheimer in una fase precoce. Questa conoscenza permette di personalizzare le misure preventive, come i cambiamenti dello stile di vita o i controlli regolari, per ridurre il rischio di malattia o ritardarne l'insorgenza.

Tuttavia, gli sviluppi della medicina personalizzata pongono anche delle sfide. L'interpretazione dei dati genetici richiede competenze specialistiche e analisi bioinformatiche, che sono associate a costi elevati. Inoltre, non tutte le variazioni genetiche sono pienamente comprese, il che può portare a incertezze nell'applicazione clinica. Le questioni etiche, come la gestione di informazioni genetiche sensibili e la potenziale discriminazione basata su caratteristiche genetiche, richiedono un'attenta regolamentazione e chiare linee guida sulla protezione dei dati.

Anche l'accesso alla medicina personalizzata è un problema, poiché i test e le terapie genetiche avanzate sono spesso disponibili solo in centri specializzati e sono finanziariamente inaccessibili per molti pazienti.

La medicina personalizzata ha il potenziale per cambiare radicalmente l'assistenza sanitaria. Combinando le informazioni genomiche con altre fonti di dati, come lo stile di vita e i fattori ambientali, si possono sviluppare strategie di trattamento ancora più precise.è possibile sviluppare strategie di trattamento ancora più precise. I progressi nell'intelligenza artificiale e nell'analisi dei big data miglioreranno ulteriormente l'integrazione e l'interpretazione di questi dati, rendendo la medicina personalizzata più accessibile ed efficace.

Modifiche genetiche

Il dibattito sociale sulla modificazione genetica è una delle discussioni più complesse e stratificate del nostro tempo. Comprende questioni etiche, sociali, legali e scientifiche derivanti dalle enormi possibilità offerte da tecnologie come CRISPR-Cas9 e altri strumenti di editing genetico. Questo dibattito è alimentato dal rapido sviluppo della ricerca sul genoma, che rende le modifiche genetiche sempre più accessibili. che sta rendendo le modifiche genetiche sempre più accessibili e potenzialmente applicabili. I temi centrali di questo dibattito riguardano le opportunità e i rischi dell'editing genico, in particolare negli esseri umani, l'impatto sulla società e come dovrebbero essere definiti i limiti di questa tecnologia.

Un argomento centrale del dibattito è la differenza tra modifiche somatiche e germinali.. Le modifiche somatiche riguardano solo la persona che viene trattata e hanno già dimostrato di essere potenzialmente sicure ed efficaci negli studi clinici, ad esempio nella terapia genica per il trattamento di malattie come l'anemia falciforme.. Le modifiche della linea germinale, invece, alterano il DNA negli ovuli, negli spermatozoi o negli embrioni in modo che tali modifiche vengano trasmesse alle generazioni future. Mentre gli interventi somatici sono ampiamente accettati, le modifiche germinali sollevano notevoli preoccupazioni etiche. I critici sostengono che tali interventi sono irreversibili e potrebbero avere conseguenze indesiderate che si manifestano solo a distanza di generazioni.

Un altro aspetto è la possibilità di creare i cosiddetti "bambini di design". L'editing genico potrebbe teoricamente essere utilizzato per promuovere alcuni tratti desiderati, come l'intelligenza, la forma fisica o persino le caratteristiche estetiche. Tali applicazioni sollevano questioni fondamentali sull'accettabilità dell'ottimizzazione genetica e sull'impatto sulla giustizia sociale. I critici mettono in guardia da una "frattura genetica" in cui solo le fasce più ricche della società hanno accesso a queste tecnologie, che potrebbe esacerbare ulteriormente le disuguaglianze sociali.

Anche la questione della sicurezza gioca un ruolo centrale. Anche se le tecnologie come la CRISPR-Cas9 siano diventate più precise, esiste ancora il rischio di effetti fuori bersaglio, in cui si verificano modifiche genetiche non volute. Queste potrebbero avere gravi conseguenze per la salute, soprattutto se riguardano le cellule germinali. Tali rischi sottolineano la necessità di misure di sicurezza e di regolamentazione rigorose prima che le modifiche genetiche possano essere ampiamente applicate.

Oltre alle questioni tecniche ed etiche, la modificazione genetica solleva anche preoccupazioni sociali e culturali. In molte culture e tradizioni religiose esistono idee profondamente radicate sulla sacralità della vita umana e sul ruolo dell'uomo nella natura. Per alcuni critici, l'editing genetico rappresenta una trasgressione dei confini morali e naturali, vista come un'interferenza con la creazione o l'opera divina. Questa prospettiva porta a un ampio rifiuto della tecnologia, anche se potenzialmente potrebbe salvare delle vite.

Un altro tema importante è la gestione delle informazioni genetiche e il loro potenziale utilizzo. La modificazione genetica richiede una conoscenza precisa delle sequenze di DNA-DNA, il che solleva la questione della protezione dei dati e dell'uso improprio di tali dati. Si teme che le informazioni genetiche possano essere utilizzate per pratiche discriminatorie, ad esempio in ambito assicurativo o lavorativo. Questi scenari rafforzano la richiesta di un quadro giuridico chiaro e di accordi internazionali per garantire un uso responsabile della tecnologia.

Anche la dimensione globale del dibattito è importante. Mentre alcuni Paesi come gli Stati Uniti, la Cina o il Regno Unito ricercano e applicano le modifiche genetiche a determinate condizioni, altri hanno imposto rigidi divieti. Questa mancanza di consenso internazionale potrebbe portare a una "corsa agli armamenti genetici", con i Paesi in competizione tra loro per dominare i progressi nell'editing genetico. Ciò solleva questioni di giustizia e cooperazione globale.

Tuttavia, il potenziale positivo della modificazione genetica non dovrebbe essere ignorato nel dibattito. L'intervento genetico potrebbe aiutare milioni di persone curando o prevenendo malattie genetiche. La tecnologia potrebbe essere utilizzata anche in agricoltura per creare piante più resistenti e garantire l'approvvigionamento alimentare globale. Tuttavia, queste opportunità richiedono un'attenta considerazione dei rischi e delle implicazioni etiche.

2. intelligenza artificiale

L'integrazione dell'intelligenza artificiale (AI) in medicina ha permesso negli ultimi anni progressi di vasta portata che stanno rivoluzionando la diagnostica e la terapia.rivoluzionare la diagnostica, la terapia e la ricerca. Le tecnologie AI analizzano grandi quantità di dati in modo rapido e preciso, identificano schemi e supportano i medici nel loro processo decisionale. Applicazioni come l'analisi delle immagini in radiologia, i piani di trattamento personalizzati in oncologia e le previsioni supportate dall'IA. e i modelli predittivi supportati dall'IA nella medicina preventiva hanno migliorato significativamente l'efficienza e l'accuratezza delle procedure mediche. Combinando i big data, l'apprendimento automatico e le informazioni cliniche, l'IA apre nuove strade per individuare più precocemente le malattie, trattarle in modo più personalizzato e rendere l'assistenza sanitaria complessivamente più accessibile ed efficace.

Introduzione all'IA in medicina

L'intelligenza artificiale (AI) è diventata una delle tecnologie più influenti in medicina negli ultimi anni e promette di cambiare radicalmente il modo in cui vengono effettuate le diagnosi, i trattamenti e l'analisi dei dati sanitari. e di analisi dei dati sanitari. L'IA si riferisce all'uso di algoritmi e all'apprendimento automatico in grado di riconoscere modelli, fare previsioni e supportare decisioni basate su grandi quantità di dati. In medicina, lo spettro di applicazioni spazia dall'analisi delle immagini mediche e dallo sviluppo di terapie personalizzate all'ottimizzazione dei processi clinici e alla scoperta di nuovi farmaci.

L'importanza dell'IA in medicina deriva dall'enorme complessità e ricchezza di dati della sanità moderna. Medici e ricercatori si trovano sempre più spesso a dover analizzare e interpretare grandi volumi di informazioni sui pazienti, dati genetici, risultati di imaging e studi clinici. L'intelligenza artificiale offre una soluzione in questo senso, elaborando in modo efficiente questi dati e riconoscendo modelli che sono a malapena riconoscibili per gli esseri umani. Ciò consente non solo diagnosi più rapide e precise, ma anche l'identificazione dei rischi individuali di malattia e l'ottimizzazione delle strategie terapeutiche.

Un vantaggio fondamentale dell'IA in medicina è la sua capacità di imparare dall'esperienza e di migliorare continuamente. Gli algoritmi possono diventare sempre più precisi grazie all'addestramento con i dati provenienti dalla pratica clinica, contribuendo allo sviluppo di sistemi intelligenti che supportano i medici, non li sostituiscono. Questo fa dell'IA uno strumento che potenzia le conoscenze e le competenze dei professionisti, migliorando al contempo la qualità e l'accessibilità dell'assistenza sanitaria. accessibilità dell'assistenza sanitaria. Tuttavia, l'introduzione dell'IA in medicina deve affrontare anche delle sfide, tra cui le questioni etiche, la protezione dei dati e l'integrazione di queste tecnologie nelle strutture esistenti. e l'integrazione di queste tecnologie nei sistemi esistenti. Tuttavia, l'IA è considerata uno degli approcci più promettenti per rendere la medicina più efficiente, precisa e incentrata sul paziente.

Rilevanza dell'IA nel settore sanitario

L'importanza delle tecnologie AI-nell'assistenza sanitaria è cresciuta rapidamente negli ultimi anni e si riflette nella loro capacità di migliorare radicalmente l'efficienza, la precisione e l'accessibilità delle cure mediche. l'accessibilità delle cure mediche. L'IA offre soluzioni ad alcune delle principali sfide dell'assistenza sanitaria, come l'elaborazione di grandi quantità di dati, la precisione delle diagnosi e la personalizzazione delle terapie. L'apprendimento automatico e l'analisi dei dati sono in grado di riconoscere schemi nei dati medici complessi che sono difficili da identificare per l'uomo, consentendo di prendere decisioni più informate in tempi più rapidi.

Un'area centrale in cui l'IA è è particolarmente rilevante è la diagnostica. I sistemi supportati dall'IA, come quelli utilizzati in radiologia o patologia, analizzano le immagini mediche con elevata precisione e possono rilevare anomalie come tumori, polmoniti o malattie cardiovascolari in modo più precoce e accurato. in modo più precoce e accurato. Questo porta a decisioni terapeutiche migliori e spesso a un tasso di sopravvivenza più elevato per i pazienti. In oncologia ad esempio, i modelli di intelligenza artificiale aiutano ad analizzare i profili genetici dei tumori e a suggerire opzioni terapeutiche mirate in base alle caratteristiche genetiche individuali del paziente.

L'IA è di grande importanza anche nella medicina preventiva è di grande importanza. I modelli predittivi possono essere utilizzati per riconoscere precocemente i rischi individuali di malattia e suggerire misure preventive. Ne sono un esempio i sistemi di IA che prevedono il rischio di infarto o di diabete combinando dati sullo stile di vita, informazioni genetiche e anamnestiche. Inoltre, l'IA svolge svolge un ruolo centrale nello sviluppo di nuovi farmaci. L'analisi di grandi insiemi di dati provenienti dalla ricerca sul genomastudi clinici e banche dati farmacologiche accelera l'identificazione di potenziali principi attivi e riduce significativamente i costi di sviluppo dei farmaci. Questo è diventato particolarmente chiaro durante la COVID-19-quando le tecnologie AI sono state utilizzate per sviluppare più rapidamente potenziali agenti antivirali e vaccini.

L'INTℓLLIGℓNZA ARTIFICIALℓ migliora l'efficienza organizzativa anche nel settore sanitario. I sistemi intelligenti ottimizzano i processi negli ospedali, ad esempio prevedendo i flussi di pazienti o automatizzando le attività amministrative. In questo modo si libera il personale medico, che ha più tempo da dedicare all'assistenza diretta dei pazienti.

Applicazioni attuali

L'intelligenza artificiale (AI) viene sempre più utilizzata in ambito sanitario e ha già trovato un'ampia gamma di applicazioni nella diagnosticaterapia, prevenzione e nella gestione dei dati sanitari rivoluzionare la gestione dei dati sanitari. Un'area chiave di applicazione è l'imaging medico. Gli algoritmi di intelligenza artificiale analizzano le immagini a raggi X, le TAC e le risonanze magnetiche con grande precisione e supportano i medici nell'individuazione di anomalie come tumori, polmoniti o malattie cardiovascolari.. Queste tecnologie non solo offrono una valutazione più rapida, ma anche una maggiore sensibilità e specificità, soprattutto per i reperti sottili che sono difficili da riconoscere dall'occhio umano.

Un'altra importante area di applicazione è la medicina personalizzata. L'INTELLIGENZA ARTIFICIALE viene utilizzata per analizzare i dati genetici e altre informazioni specifiche del paziente e creare piani di trattamento personalizzati sulla base di questi dati. In oncologia ad esempio, i modelli di IA aiutano a identificare le mutazioni genetiche nei tumori che rispondono a terapie specifiche. Ciò consente di effettuare trattamenti mirati che non solo aumentano l'efficacia, ma riducono anche gli effetti collaterali. L'intelligenza artificiale viene utilizzata anche nella farmacogenomica per prevedere la risposta dei pazienti a determinati farmaci, aumentando così la sicurezza e l'efficacia delle terapie.

Nella medicina preventiva, l'IA utilizza modelli predittivi utilizza modelli predittivi in grado di prevedere i rischi di malattia. Analizzando le cartelle cliniche elettroniche, le informazioni genetiche e i dati sullo stile di vita, l'IA identifica i fattori di rischio individuali per malattie croniche come il diabete e le malattie cardiovascolari.malattie cardiovascolari o malattie neurodegenerative. Ciò consente di intervenire precocemente, ad esempio modificando lo stile di vita o adottando misure mediche preventive, che possono prevenire o ritardare l'insorgenza della malattia.

L'intelligenza artificiale svolge un ruolo trasformativo nello sviluppo dei farmaci svolge un ruolo di trasformazione nello sviluppo dei farmaci. Gli algoritmi di IA analizzano grandi quantità di dati provenienti dalla genomica e dagli studi clinici.studi clinici e librerie chimiche per identificare e ottimizzare più rapidamente potenziali principi attivi. Durante la COVID-19-questa tecnologia è stata utilizzata per sviluppare in modo più efficiente farmaci antivirali e vaccini. L'intelligenza artificiale ha accelerato in modo significativo il processo di scoperta dei farmaci, riducendo i costi e migliorando le possibilità di successo.

L'intelligenza artificiale viene utilizzata anche nel campo della robotica e dell'assistenza chirurgica. viene utilizzata anche nel campo della robotica e dell'assistenza chirurgica. I sistemi chirurgici intelligenti, come il robot Da Vinci, utilizzano l'IA per assistere i chirurghi nelle procedure minimamente invasive, rendendo i movimenti più precisi e riducendo al minimo i rischi. Queste tecnologie contribuiscono a ridurre i tempi di recupero dei pazienti e ad aumentare le percentuali di successo degli interventi chirurgici.

Un'altra importante area di applicazione dell'IA è la gestione e l'analisi di grandi volumi di dati medici. Le cartelle cliniche elettroniche vengono ottimizzate dall'IA classificando automaticamente i dati, riducendo gli errori e fornendo informazioni per le decisioni cliniche. I sistemi intelligenti aiutano a integrare i dati dei pazienti provenienti da fonti diverse, fornendo una panoramica completa dello stato di salute del paziente.

Nel controllo delle infezioni, l'IA viene utilizzata per viene utilizzata per prevedere e monitorare le epidemie. Ad esempio, analizzando i dati epidemiologici e i dati relativi ai viaggi, l'intelligenza artificiale è stata in grado di aiutare a modellare la diffusione del virus durante la COVID-19.-

Durante la pandemia, l'IA ha contribuito a modellare la diffusione del virus e a identificare i punti critici in una fase iniziale. Ciò ha aiutato i governi e i sistemi sanitari a pianificare in modo più efficace le misure preventive.

L'IA viene utilizzata anche per la salute mentale applicazione. I chatbot e gli assistenti virtuali basati sull'IA offrono supporto nel trattamento della depressione e dei disturbi d'ansia.disturbi d'ansia e altre malattie mentali. Questi sistemi sono in grado di riconoscere i sintomi, fornire assistenza individuale e, se necessario, indirizzare i pazienti ai terapeuti. Le app supportate dall'IA sono utilizzate anche per analizzare i dati comportamentali e fornire raccomandazioni personalizzate per migliorare la salute mentale.

Nel complesso, l'IA consente nell'assistenza sanitaria consente diagnosi più precise, terapie più personalizzate, strategie di prevenzione più efficaci e flussi di lavoro più efficienti. Ha il potenziale per migliorare la qualità dell'assistenza ai pazienti e ridurre allo stesso tempo i costi dell'assistenza sanitaria. Nonostante questi progressi, le sfide da affrontare, come garantire la protezione dei datiprotezione dei dati, la prevenzione di pregiudizi algoritmici e l'uso etico della tecnologia. Tuttavia, con il progredire dello sviluppo e dell'integrazione, l'IA svolgerà un ruolo ancora più centrale nel futuro dell'assistenza sanitaria.

L'INTELLIGENZA ARTIFICIALE nell'imaging medico

L'uso dell'intelligenza artificiale (AI) nell'imaging medico ha fatto notevoli progressi negli ultimi anni e sta rivoluzionando campi come la radiologia e la patologia. Le tecnologie AI, in particolare l'apprendimento automatico e l'apprendimento profondo, analizzano grandi quantità di dati di immagini complesse con una precisione e una velocità superiori ai metodi convenzionali. Queste applicazioni consentono diagnosi più precisemigliorare l'efficienza dei flussi di lavoro e supportare i medici nelle loro decisioni.

In radiologia, l'IA è è spesso utilizzata per analizzare immagini a raggi X, TC e RM. Gli algoritmi possono identificare in modo affidabile anomalie come tumori, fratture, emorragie o polmoniti. In particolare in oncologia l'IA ha dimostrato di poter individuare tumori piccoli e difficili da rilevare in fase precoce, aumentando in modo significativo le possibilità di sopravvivenza dei pazienti. Un esempio è l'uso dell'IA nel rilevamento del cancro ai polmoni con la TAC, dove gli algoritmi possono localizzare con precisione i noduli sospetti e ridurre il rischio di interpretazioni errate.

In patologia, l'IA viene utilizzata viene utilizzata per analizzare campioni di tessuto digitali (patologia digitale). I modelli di apprendimento profondo riconoscono modelli cellulari e cambiamenti morfologici indicativi di malattie come il cancro. malattie come il cancro, spesso in modo più rapido e accurato rispetto ai patologi umani. I sistemi di intelligenza artificiale possono identificare specifici marcatori genetici e molecolari nei campioni di tessuto, fondamentali per la scelta della terapia. Queste tecnologie non solo accelerano la diagnosticama supportano anche la personalizzazione dei trattamenti.

Un particolare vantaggio dell'IA nell'imaging medico è la capacità di analizzare grandi database di immagini e di imparare da milioni di casi. Ciò consente di ottimizzare continuamente gli algoritmi per migliorarne l'accuratezza e l'affidabilità. Gli strumenti supportati dall'IA, come i sistemi di rilevamento assistito da computer (CAD), sono sempre più utilizzati nella pratica clinica per supportare i radiologi nella refertazione, in particolare nella mammografia per la diagnosi precoce del cancro al seno o nell'analisi delle scansioni TC per la valutazione dei danni polmonari COVID-19-danni polmonari correlati.

Oltre a migliorare la precisione diagnostica, l'intelligenza artificiale ottimizza anche ottimizza anche l'efficienza in radiologia e patologia. I sistemi automatizzati riducono il tempo necessario per l'analisi delle immagini e sollevano i medici da compiti di routine, consentendo loro di concentrarsi su casi più complessi e attività incentrate sul paziente. Allo stesso tempo, l'IA può fungere da garanzia di qualità, fornendo una seconda opinione sui risultati e riducendo al minimo gli errori umani.

Nonostante questi progressi, l'integrazione dell'IA nell'imaging medico pone delle sfide. nell'imaging medico. Una delle principali è garantire la sicurezza e la privacy dei dati, poiché i sistemi di IA devono essere addestrati su grandi quantità di dati sensibili dei pazienti. Inoltre, la convalida degli algoritmi nella pratica clinica è essenziale per garantire che funzionino in modo robusto e affidabile. Un altro aspetto importante è l'accettazione da parte del personale medico, che spesso ha delle riserve nel fidarsi completamente dei sistemi di IA, soprattutto quando si tratta di prendere decisioni critiche.

AI-pianificazione terapeutica supportata dall'AI

L'AI-il processo decisionale e la pianificazione del trattamento assistiti hanno il potenziale per cambiare radicalmente l'assistenza medica, consentendo diagnosi più accurate e approcci terapeutici più personalizzati. I sistemi di IA utilizzano algoritmi complessi e l'apprendimento automatico per analizzare grandi quantità di dati medici - tra cui la storia del paziente, i profili genetici, la diagnostica per immagini e gli studi clinici - e ricavarne raccomandazioni. Queste tecnologie supportano i medici nella scelta delle terapie ottimali e contribuiscono a rendere le decisioni terapeutiche più rapide, informate e personalizzate.

Un'area di applicazione chiave è l'oncologiadove i modelli di AI-vengono utilizzati per analizzare i dati genetici e molecolari dei tumori. Queste analisi identificano mutazioni specifiche o biomarcatori che rispondono a determinate terapie, come farmaci mirati o immunoterapie. Integrando i dati degli studi clinici, i sistemi di intelligenza artificiale possono anche suggerire terapie sperimentali o la partecipazione a studi che potrebbero essere rilevanti per il paziente in questione. Questo non solo aumenta l'efficacia del trattamento, ma apre anche nuove opzioni per i pazienti con tipi di cancro complessi o rari.

In farmacogenomica l'intelligenza artificiale viene utilizzata viene utilizzata per prevedere la reazione di un paziente a determinati farmaci. Ciò è particolarmente importante quando si sceglie il dosaggio o il farmaco per ridurre al minimo gli effetti collaterali e massimizzare l'efficacia. Ad esempio, i sistemi di intelligenza artificiale possono suggerire farmaci alternativi o personalizzare i dosaggi per i pazienti con varianti genetiche che influenzano la loro capacità di metabolizzare i farmaci. Questi approcci personalizzati aiutano a ridurre il rischio di fallimento del trattamento o di effetti avversi.

Un altro esempio è la pianificazione della terapia-per la pianificazione di terapie per malattie croniche come il diabete o le malattie cardiovascolari. o le malattie cardiovascolari. In questo caso, gli algoritmi possono analizzare i dati del paziente, come la pressione sanguigna, i livelli di zucchero nel sangue, lo stile di vita e i trattamenti precedenti, per creare piani di trattamento su misura. Questi piani possono includere interventi farmacologici e non farmacologici, come modifiche alla dieta o terapie di esercizio fisico, specificamente adattati alle esigenze individuali del paziente.

Anche in medicina intensiva l'intelligenza artificiale gioca sta svolgendo un ruolo crescente. Gli algoritmi analizzano continuamente i dati vitali dei pazienti e rilevano tempestivamente i cambiamenti che potrebbero indicare un deterioramento delle loro condizioni. Questi sistemi di allerta precoce possono suggerire interventi, come la regolazione dei dosaggi dei farmaci, dei parametri di ventilazione o dell'assunzione di liquidi per prevenire complicazioni.

Un settore in cui il processo decisionale supportato dall'IA-sta mostrando grandi progressi è la riabilitazione.. In questo caso, i sistemi di intelligenza artificiale possono monitorare il corso della terapia e suggerire piani di riabilitazione ottimizzati individualmente sulla base dei dati relativi ai progressi. Questo adattamento dinamico consente un recupero più efficiente e una migliore qualità di vita per i pazienti.

Miglioramento della diagnostica e maggiore efficienza

L'integrazione dell'IA in medicina ha migliorato in modo sostanziale ha migliorato radicalmente la diagnostica e aumentato in modo significativo l'efficienza dei processi clinici. Gli algoritmi di IA, in particolare quelli basati sull'apprendimento automatico e sull'apprendimento profondo, sono in grado di analizzare grandi quantità di dati medici, come immagini, informazioni genetiche e cartelle cliniche, con una velocità e una precisione di gran lunga superiori alle capacità umane. Queste capacità rendono l'IA uno strumento indispensabile nella medicina moderna.

Nella diagnostica L'intelligenza artificiale consente consente di individuare con maggiore precisione le malattie, spesso in fasi molto precoci. In radiologia, ad esempio, i sistemi supportati dall'intelligenza artificiale possono analizzare scansioni TC, risonanze magnetiche e immagini a raggi X e identificare anomalie come tumori, fratture o alterazioni infiammatorie, spesso con una precisione pari o addirittura superiore a quella degli esperti umani. Soprattutto nel caso di reperti difficili da individuare, come tumori precoci o sottili anomalie polmonari, l'intelligenza artificiale ha dimostrato di fornire una maggiore sensibilità e specificità grazie alla sua capacità di rilevare modelli sottili. Questo porta a diagnosi più precoci e consente un trattamento tempestivo, che può migliorare significativamente la prognosi dei pazienti.

L'intelligenza artificiale svolge un ruolo di trasformazione anche in patologia sta svolgendo un ruolo di trasformazione. Analizzando campioni di tessuto digitalizzati, l'intelligenza artificiale è in grado di identificare i cambiamenti cellulari che indicano malattie come il cancro. malattie come il cancro. Gli algoritmi possono non solo riconoscere il tessuto tumorale, ma anche analizzare la firma molecolare di un tumore, fondamentale per la selezione di terapie mirate. Queste tecnologie fanno risparmiare tempo e riducono il rischio di errori diagnostici, fornendo risultati standardizzati e riproducibili.

Oltre a migliorare la diagnostica l'intelligenza artificiale contribuisce contribuisce in modo significativo ad aumentare l'efficienza dei processi clinici. Compiti di routine come l'analisi dei dati delle immagini, lo screening delle cartelle cliniche o la codifica delle informazioni mediche possono essere automatizzati. delle cartelle cliniche o la codifica delle informazioni mediche possono essere automatizzate, riducendo il carico di lavoro dei medici e del personale sanitario. In questo modo si ottiene più tempo per l'assistenza diretta ai pazienti e si riduce l'onere delle attività amministrative. Un esempio è l'automazione dei programmi di screening, ad esempio nella mammografiadove i sistemi di intelligenza artificiale danno priorità ai risultati sospetti, riducendo così il carico di lavoro dei radiologi.

L'INT☉LLIG☉NZA ARTIFICIAL☉ può anche fungere da strumento di garanzia della qualità, rivedendo le diagnosi umane ed evidenziando potenziali errori o mancati riscontri. Questa funzione è particolarmente preziosa in cliniche affollate o in regioni con accesso limitato a medici specializzati. Allo stesso tempo, l'IA può aumentare la coerenza e l'accuratezza dei processi diagnostici, migliorando così l'affidabilità delle cure mediche.

Un'altra area in cui l'IA aumenta l'efficienza è l'ottimizzazione dei processi clinici. I modelli predittivi possono analizzare il flusso dei pazienti negli ospedali e prevedere quali risorse saranno necessarie nei giorni o nelle settimane successive. Queste informazioni aiutano a ottimizzare l'uso dei letti, del personale e delle attrezzature mediche e a evitare colli di bottiglia. I sistemi di intelligenza artificiale possono anche contribuire a rendere più efficiente l'ordinazione dei farmaci o la programmazione degli appuntamenti.

Bias e interpretabilità dei modelli di IA-modelli

Le sfide relative al bias e all'interpretabilità dei modelli di IA sono ostacoli fondamentali all'integrazione delle tecnologie di IA nella medicina.-I modelli sono ostacoli fondamentali all'integrazione delle tecnologie di IA nella medicina. Questi due aspetti sono strettamente collegati e riguardano sia lo sviluppo tecnico sia le implicazioni etiche e cliniche dell'uso dell'IA in ambito sanitario.

La distorsione nei modelli di IA-si verifica quando gli algoritmi forniscono risultati errati o scorretti a causa di dati di addestramento insufficienti o distorti. In medicina, ciò può avere gravi conseguenze, poiché le decisioni sulle diagnosi, le raccomandazioni di trattamento o l'allocazione delle risorse influenzano direttamente la salute e il benessere dei pazienti. Ad esempio, un sistema di intelligenza artificiale addestrato su dati provenienti prevalentemente da uno specifico gruppo di popolazione può fornire risultati imprecisi o sfavorevoli per pazienti di altre etnie o generi. Un esempio ben noto è la sottorappresentazione delle donne o delle minoranze etniche negli studi clinici, che può portare a una minore accuratezza dei modelli in questi gruppi. Ciò rafforza le disuguaglianze esistenti nell'assistenza sanitaria e mette a rischio l'equità e l'affidabilità delle cure.

Un altro fattore di distorsione è la qualità dei dati di addestramento. I dati medici possono essere errati, incompleti o influenzati da pregiudizi sistematici, che vengono poi trasferiti ai risultati dell'IA. risultati. Ad esempio, i pregiudizi contenuti nelle cartelle cliniche elettroniche, come diagnosi o decisioni terapeutiche incoerenti prese in passato, possono influenzare negativamente le prestazioni di un sistema di IA. Questi pregiudizi possono essere involontariamente perpetuati o addirittura amplificati se non vengono riconosciuti e affrontati tempestivamente.

L'interpretabilità dei modelli di AI-è un'altra sfida importante, soprattutto in medicina, dove si prendono decisioni di vita o di morte. Molti algoritmi moderni di IA, in particolare i modelli di deep learning, sono spesso progettati come "scatole nere" in cui i processi decisionali interni sono difficili da comprendere. Questa mancanza di trasparenza può compromettere la fiducia degli operatori sanitari nei sistemi di IA e ostacolarne l'accettazione. I medici e i pazienti devono essere in grado di capire come e perché un sistema di IA arriva a una particolare diagnosi o raccomandazione per poter prendere decisioni informate. Senza questa tracciabilità, la responsabilità delle decisioni mediche per le decisioni mediche rimane poco chiara, il che solleva questioni etiche e legali.

La mancanza di interpretabilità ha anche conseguenze pratiche. Se un modello di IA-Se un modello AI fa una diagnosi errata o raccomanda un trattamento non corretto, ad esempio, è difficile identificare la fonte dell'errore e correggerlo. Questo non solo rende più difficile migliorare i modelli, ma può anche renderli meno efficaci e affidabili.

Per superare queste sfide è necessario un approccio multidisciplinare. Per ridurre i pregiudizi, è necessario utilizzare dati rappresentativi e di alta qualità che riflettano la diversità dei gruppi di pazienti. Ciò richiede investimenti nella raccolta dei dati e nella promozione di studi clinici inclusivi. Inoltre, per riconoscere e ridurre i bias nei dati si possono utilizzare approcci tecnici come gli algoritmi di correzione dei bias o l'adversarial training.

Approcci come l'explainable AI (XAI), che mirano a rendere comprensibili e trasparenti i processi decisionali dei modelli, sono promettenti per migliorare l'interpretabilità. Le visualizzazioni, le analisi delle caratteristiche e gli algoritmi basati su regole possono aiutare a spiegare meglio la logica alla base delle raccomandazioni di un sistema di IA.- Le raccomandazioni del sistema sono migliori. Allo stesso tempo, è necessario creare quadri normativi che promuovano la trasparenza e la responsabilità.

Responsabilità

La responsabilità per le decisioni basate sull'IA-nel contesto medico solleva una serie di questioni etiche, legali e pratiche che richiedono particolare attenzione in un settore altamente sensibile come quello sanitario. Poiché l'IA è sempre più utilizzata nei processi diagnostici e terapeutici, è necessario definire responsabilità chiare per garantire la fiducia in queste tecnologie e il loro utilizzo a beneficio dei pazienti. Gli aspetti etici e la protezione dei dati svolgono un ruolo centrale.

L'integrazione dell'IA nella pratica medica sta portando a uno spostamento delle responsabilità, in particolare in relazione al processo decisionale. Mentre i medici sono tradizionalmente responsabili delle diagnosi e delle decisioni terapeutiche, i sistemi di IA possono influenzare significativamente questi processi grazie alla loro capacità di analizzare dati complessi e formulare raccomandazioni. Tuttavia, rimane il problema di chi sia la responsabilità ultima se un sistema di IA fa una diagnosi errata o raccomanda una terapia inappropriata. È lo sviluppatore dell'IA, l'operatore della tecnologia, il personale medico o l'istituzione che utilizza l'IA?

La prassi etica attuale prevede che i medici mantengano l'autorità decisionale finale e rivedano criticamente le raccomandazioni dell'IA. rivedere criticamente le raccomandazioni dell'IA. Tuttavia, ciò presuppone la comprensione del funzionamento dell'IA e la capacità di interpretarne i risultati, cosa che non sempre avviene con modelli altamente complessi come il deep learning. Ciò comporta una responsabilità eticaprogettare sistemi di IA in modo che siano spiegabili (explainable AI, XAI) e comprensibili per il personale medico. Altrimenti, c'è il rischio di una "trappola dell'automazione" in cui i medici si affidano ciecamente all'IA senza esaminare criticamente le sue raccomandazioni.

Da un punto di vista etico, l'utilizzo dell'IA dovrebbe dovrebbe essere sempre incentrato sul paziente. Ciò significa che il beneficio per i pazienti deve essere la priorità assoluta, senza mettere a repentaglio la loro dignità, i loro diritti o la loro sicurezza. Un aspetto fondamentale è l'equità. I sistemi di IA non devono contenere pregiudizi sistematici che penalizzino determinati gruppi di popolazione. Ciò richiede dati di addestramento rappresentativi e meccanismi per riconoscere e correggere i pregiudizi.

Un'altra questione etica è la trasparenza. I pazienti e il personale medico hanno il diritto di sapere come i sistemi di IA arrivano alle loro decisioni.-I sistemi di IA arrivano alle loro decisioni. La mancanza di interpretabilità di molti modelli di IA rappresenta una sfida in questo senso, in quanto i pazienti potrebbero non essere in grado di capire perché è stata fatta una determinata diagnosi o suggerita una terapia. Questo potrebbe portare a una perdita di fiducia nella tecnologia.

Anche il consenso informato svolge un ruolo importante. I pazienti devono essere informati che l'IA sarà utilizzata nel loro processo diagnostico o terapeutico e devono avere la possibilità di decidere a favore o contro il suo utilizzo. Ciò richiede una comunicazione chiara e una presentazione comprensibile della funzione e dei potenziali limiti dell'IA.

La protezione dei dati è un altro aspetto delicato nel contesto medico, in quanto i sistemi di intelligenza artificiale sono-sono addestrati su grandi quantità di dati personali e spesso altamente sensibili. Il trattamento di questi dati deve essere conforme alle severe leggi sulla protezione dei dati, come il Regolamento generale sulla protezione dei dati (GDPR) nell'UE. I pazienti devono essere informati su come i loro dati vengono raccolti, archiviati e utilizzati e deve essere ottenuto il loro consenso.

3. immunoterapia

L'immunoterapia si è affermata nella medicina moderna come un approccio rivoluzionario che utilizza il sistema immunitario dell'organismo per combattere le malattie, in particolare il cancro. per combattere le malattie, in particolare il cancro. Attraverso strategie mirate come gli inibitori del checkpointterapie cellulari CAR-T e anticorpi monoclonali il sistema immunitario viene attivato o modulato per riconoscere e distruggere le cellule tumorali in modo più efficace. Questi progressi hanno ampliato notevolmente le opzioni terapeutiche e aperto nuove prospettive per il trattamento del cancro, delle malattie autoimmuni e delle infezioni croniche. e infezioni croniche.

Basi scientifiche

Le moderne immunoterapie si basano sulla modulazione mirata del sistema immunitario per il trattamento di malattie quali il cancromalattie autoimmuni e le infezioni croniche. La base scientifica risiede in una profonda comprensione del funzionamento del sistema immunitario, in particolare dei meccanismi con cui distingue tra le cellule proprie dell'organismo e gli agenti patogeni o le cellule anomale come i tumori. Il principio fondamentale è la capacità del sistema immunitario di riconoscere e reagire ad antigeni specifici; i linfociti T e i linfociti B svolgono un ruolo centrale. e le cellule B svolgono un ruolo centrale.

Un concetto chiave dell'immunoterapia è il superamento dei meccanismi di checkpoint immunitario. Questi checkpoint, come CTLA-4 e PD-1/PD-L1, regolano l'attività delle cellule T e prevengono reazioni immunitarie eccessive. e impediscono reazioni immunitarie eccessive. Le cellule tumorali spesso utilizzano questi meccanismi per eludere il riconoscimento immunitario. Gli inibitori del checkpointcome gli anticorpi monoclonali contro PD-1 o CTLA-4, bloccano queste vie di segnalazione e riattivano la risposta immunitaria contro il tumore.

Un altro fondamento dell'immunoterapia è lo sviluppo di terapie con cellule T CARin cui le cellule T di un paziente di un paziente sono geneticamente modificate in modo da riconoscere specifici antigeni tumorali e attaccarli in modo mirato. Queste terapie cellulari personalizzate hanno dimostrato un notevole successo, soprattutto nei tumori ematologici.

L'uso di anticorpi monoclonali che colpiscono specificamente gli antigeni tumorali o stimolano il sistema immunitario è un altro pilastro dell'immunoterapia.. Questi anticorpi si legano selettivamente alle cellule tumorali e le marcano per essere distrutte dal sistema immunitario.

I progressi scientifici dell'immunoterapia si basano su una combinazione di scoperte di immunologia e dibiologia molecolare e genetica. Queste discipline hanno contribuito a una migliore comprensione delle interazioni tra cellule immunitarie, tumori e microambiente e allo sviluppo di approcci terapeutici basati su queste conoscenze, che stanno cambiando radicalmente la medicina.

Come funziona l'immunoterapia

L'immunoterapia utilizza il sistema immunitario dell'organismo per trattare malattie quali il cancroinfezioni o malattie autoimmuni attivando, rafforzando o modulando in modo specifico i suoi meccanismi naturali di difesa. Il suo funzionamento si basa sulla capacità del sistema immunitario di distinguere le cellule proprie dell'organismo da quelle estranee o anormali e di combatterle in modo mirato.

Un meccanismo centrale è l'attivazione o la modulazione delle cellule Tuna componente cruciale dell'immunità adattativa. Le cellule T utilizzano recettori specifici per riconoscere gli antigeni presenti sulla superficie delle cellule bersaglio. Tuttavia, le cellule tumorali o infette possono sviluppare meccanismi per eludere il riconoscimento immunitario, esprimendo molecole immunoregolatrici come PD-L1, che inibiscono l'attività delle cellule T. Gli inibitori del checkpointuna forma di immunoterapiabloccano tali segnali inibitori (ad esempio attraverso anticorpi contro PD-1 o contro PD-1 o CTLA-4) e riattivano la risposta delle cellule T contro il tumore.

Un altro approccio, la terapia con cellule T CAR, prevede la modificazione genetica dei linfociti Tin modo che possano riconoscere e distruggere specifici antigeni tumorali. Questa terapia personalizzata è utilizzata in particolare per i tumori ematologici come la leucemia.

Gli anticorpi monoclonali Sono un'altra importante strategia di immunoterapia. Si legano in modo specifico agli antigeni sulla superficie delle cellule tumorali, le marcano per la distruzione da parte delle cellule immunitarie o bloccano le vie di segnalazione che promuovono la crescita del tumore. Alcuni anticorpi possono anche avere effetti immunostimolanti, attivando le cellule immunitarie.

Inoltre, altre immunoterapie utilizzano sostanze come le citochine (ad esempio, l'interleuchina-2 o gli interferoni), che promuovono la crescita e l'attività delle cellule immunitarie. (ad esempio, interleuchina-2 o interferoni), che promuovono la crescita e l'attività delle cellule immunitarie. Anche i vaccini che preparano il sistema immunitario ad accogliere antigeni tumorali o virali fanno parte dell'immunoterapia..

In generale, l'immunoterapia funziona funziona potenziando, reindirizzando o riattivando in modo specifico la risposta immunitaria naturale per combattere le cellule patologiche che in precedenza avevano eluso la sorveglianza immunitaria. La combinazione di questi approcci apre nuove possibilità per il trattamento di malattie gravi e ha ampliato in modo significativo lo spettro terapeutico della medicina moderna.

Applicazioni in oncologia

Gli inibitori del checkpointcome gli inibitori di PD-1/PD-L1, rappresentano una forma innovativa di immunoterapiache riattiva il sistema immunitario per combattere più efficacemente le cellule tumorali. Hanno come bersaglio i cosiddetti checkpoint immunitari, che agiscono come freni naturali del sistema immunitario per prevenire reazioni immunitarie eccessive e malattie autoimmuni. prevenire le malattie autoimmuni. Tuttavia, le cellule tumorali utilizzano questi meccanismi per eludere la sorveglianza immunitaria e inibire l'attività dei linfociti T che normalmente attaccherebbero le cellule tumorali.che normalmente attaccherebbero le cellule tumorali.

La via PD-1/PD-L1 svolge un ruolo centrale in questo processo. **PD-1 (morte programmata-1)** è un recettore sulla superficie delle cellule T che si attiva quando si lega al suo ligando PD-L1 (ligando **della morte programmata 1) o PD-L2.**che si attiva quando si lega al suo ligando **PD-L1 (ligando della morte programmata 1)** o PD-L2, che può essere espresso sulle cellule tumorali o su altre cellule immunitarie. L'attivazione di questa via di segnalazione porta all'inibizione dell'attività delle cellule T e quindi a un'attenuazione della risposta immunitaria. Le cellule tumorali che esprimono PD-L1 in alte concentrazioni utilizzano questo meccanismo per "spegnere" le cellule T ed evitare la distruzione da parte del sistema immunitario.

Gli inibitori del checkpoint sono anticorpi monoclonaliche bloccano PD-1 o PD-L1, interrompendo così la via di segnalazione inibitoria. Questo blocco mantiene attive le cellule T e consente loro di attaccare le cellule tumorali. Questo effetto riattiva la risposta immunitaria e consente al sistema immunitario di eliminare le cellule tumorali che hanno precedentemente eluso il riconoscimento immunitario.

L'efficacia clinica degli inibitori di PD-1/PD-L1 ha portato al loro utilizzo nel trattamento di vari tipi di cancro, tra cui il melanoma, il carcinoma polmonare non a piccole cellule (NSCLC), il carcinoma della vescica e il carcinoma a cellule renali. Esempi di inibitori PD-1 approvati **sono nivolumab** e **pembrolizumab**, mentre **atezolizumab** e **durvalumab** sono noti inibitori PD-L1.

Inibitori del checkpointGli inibitori del checkpoint, in particolare gli inibitori di PD-1 e PD-L1, sono immunoterapie innovative che mirano a riattivare il sistema immunitario dell'organismo per combattere le cellule tumorali. Bloccano i cosiddetti checkpoint immunitari che le cellule tumorali utilizzano per eludere la sorveglianza immunitaria. Questi punti di controllo regolano normalmente l'attività delle cellule T e impediscono reazioni immunitarie eccessive, ma vengono sfruttati dalle cellule tumorali per sopprimere una risposta immunitaria.

PD-1 (Programmed Death-1) è un recettore espresso sulle cellule T attivate. cellule. Quando si lega al suo ligando PD-L1 (ligando della morte programmata 1), che può trovarsi sulle cellule tumorali o sulle cellule immunoregolatrici del microambiente tumorale, l'attività delle cellule T viene inibita. Questa interazione protegge le cellule tumorali dalla distruzione da parte del sistema immunitario.

Gli inibitori del checkpoint come gli inibitori del PD-1 (**pembrolizumab**, **nivolumab**) o del PD-L1 (**atezolizumab**, **durvalumab**) interrompono questa via di segnalazione bloccando il recettore PD-1 sulle cellule T o il ligando PD-L1 sulle cellule tumorali. Il blocco mantiene l'attività delle cellule T e riattiva la risposta immunitaria contro le cellule tumorali. Le cellule T possono ora riconoscere e distruggere le cellule tumorali.

Questa modalità d'azione ha rivoluzionato il trattamento del cancro soprattutto per tumori come il melanoma, il carcinoma polmonare non a piccole cellule (NSCLC), il carcinoma a cellule renali e il carcinoma della vescica. L'efficacia dipende spesso dall'espressione di PD-L1 sulle cellule tumorali, che può essere utilizzata come biomarcatore per le decisioni sul trattamento.

La terapia con cellule T CAR (Chimeric Antigen Receptor T-Cell Therapy) è una forma altamente innovativa di immunoterapia che utilizza cellule T geneticamente modificate.che utilizza cellule T geneticamente modificate geneticamente modificate per colpire specificamente le cellule tumorali. Questo approccio ha ottenuto un notevole successo clinico negli ultimi anni, in particolare nei tumori ematologici come la leucemia linfoblastica acuta (ALL) e alcune forme di linfoma a cellule B.

La terapia si basa sulla modifica genetica dei linfociti T del paziente in modo da dotarli di un recettore antigenico chimerico (CAR). del paziente in modo che siano dotate di un recettore chimerico per l'antigene (CAR). Questo recettore combina la capacità di legare l'antigene di un anticorpo e la capacità di attivazione delle cellule T. Il CAR è progettato per riconoscere antigeni specifici sulla superficie delle cellule tumorali, ad esempio il CD19, un marker frequentemente espresso nei tumori maligni a cellule B. Le cellule T modificate vengono infuse nel paziente, dove attaccano e distruggono in modo specifico le cellule tumorali.

Il successo clinico della terapia cellulare CAR-T è impressionante. Nel trattamento dell'ALL in bambini e giovani adulti che non rispondono alle terapie convenzionali, le cellule CAR-T hanno mostrato tassi di remissione fino all'80%. hanno mostrato tassi di remissione fino all'80%. Risultati altrettanto notevoli sono stati ottenuti in pazienti con linfomi a cellule B recidivati o refrattari. Prodotti come **tisagenlecleucel** (Kymriah) e **axicabtagene-ciloleucel** (Yescarta) sono già approvati e si sono dimostrati altamente efficaci, anche in pazienti con opzioni terapeutiche limitate.

Nonostante questi successi, le sfide non mancano. La produzione di cellule CAR-T è complessa, lunga e costosa, poiché deve essere personalizzata per ogni singolo paziente. Inoltre, gli effetti collaterali come la sindrome da rilascio di citochine (CRS) e le tossicità neurologiche sono comuni, anche se solitamente curabili. Queste complicazioni richiedono un attento monitoraggio e interventi specifici.

La terapia cellulare CAR-T ha rivoluzionato il trattamento dei tumori ematologici e sta ispirando ulteriori ricerche per estendere la sua applicazione ai tumori solidi. Nonostante le sfide esistenti, mostra il potenziale per portare l'immunoterapia in una nuova era, dove approcci personalizzati e mirati possono migliorare significativamente i risultati del trattamento. in una nuova era in cui gli approcci personalizzati e mirati possono migliorare significativamente i risultati del trattamento.

Utilizzo per le malattie autoimmuni

L'uso dell'immunoterapia per le malattie autoimmuni ha acquisito una notevole importanza negli ultimi anni, in quanto questi approcci possono intervenire in modo specifico sui meccanismi disregolati del sistema immunitario. Le malattie autoimmuni come l'artrite reumatoide, il lupus eritematoso sistemico (LeS), la sclerosi multipla (SM) o il morbo di Crohn sono causate da una risposta immunitaria iperattiva o mal indirizzata, in cui il sistema immunitario attacca i tessuti dell'organismo. Le immunoterapie mirano a modulare questi processi disregolati e a ripristinare l'equilibrio del sistema immunitario.

Un approccio fondamentale è l'uso di anticorpi monoclonali che bloccano in modo specifico le vie di segnalazione o le molecole responsabili dell'eccessiva risposta immunitaria. Tra gli esempi vi sono gli **inibitori del TNF-alfa**, come infliximab o adalimumab, che inibiscono l'attività del fattore di necrosi tumorale alfa (TNF-α), un mediatore chiave dell'infiammazione in malattie infiammatorie come l'artrite reumatoide e il morbo di Crohn. Anche gli **inibitori dell'IL-6** (ad esempio tocilizumab) bloccano le vie di segnalazione infiammatoria che sono iperattive nelle malattie autoimmuni. sono iperattivi nelle malattie autoimmuni.

Gli inibitori del checkpointoriginariamente sviluppati per l'immunoterapia del cancro, sono in fase di ricerca anche per modulare l'attività di alcune cellule immunitarie nelle malattie autoimmuni. malattie. Possono contribuire a ripristinare l'auto-tolleranza del sistema immunitario rafforzando le cellule T regolatorie o smorzando le reazioni immunitarie eccessive. o smorzando le reazioni immunitarie eccessive.

Un altro approccio innovativo è quello della **deplezione delle cellule B**, in cui le cellule B che producono anticorpi contro i tessuti dell'organismo vengono eliminati in modo mirato. Il rituximab, un anticorpo contro il CD20, viene utilizzato con successo nel L&S e nell'artrite reumatoide.

Le strategie future includono terapie cellulari in cui le cellule T regolatorie (Tregs) vengono modificate e moltiplicate ex vivo per sopprimere in modo specifico l'autoimmunità nell'organismo. (Tregs) vengono modificate e moltiplicate ex vivo per sopprimere in modo specifico l'autoimmunità nell'organismo. Questi approcci personalizzati potrebbero consentire remissioni a lungo termine e ridurre gli effetti collaterali delle terapie convenzionali.

Immunoterapia per le malattie autoimmuni ha rivoluzionato il panorama terapeutico offrendo alternative più specifiche, più efficaci e spesso meglio tollerate agli immunosoppressori convenzionali. Combinando terapie mirate e approcci personalizzati, si prevede che queste terapie diventeranno ancora più diffuse in futuro e miglioreranno significativamente la qualità di vita dei pazienti.

Trattamento delle infezioni croniche

Il trattamento delle infezioni croniche rappresenta una sfida particolare, poiché agenti patogeni come virus, batteri o parassiti spesso eludono i meccanismi di difesa del sistema immunitario e la terapia farmacologica. Infezioni croniche come l'HIVepatite B (HBV), l'epatite C (HCV), la tubercolosi e i virus dell'herpes. e i virus erpetici possono persistere formando serbatoi latenti che impediscono la completa eradicazione. I progressi dell'immunoterapia e nella ricerca farmacologica offrono approcci innovativi per combattere queste infezioni in modo più efficace.

Una delle strategie chiave consiste nel rafforzare la risposta immunitaria per consentire all'organismo di controllare o eliminare meglio l'agente patogeno. Approcci immunoterapeutici come gli **inibitori del checkpoint** sono in fase di ricerca per riattivare la risposta delle cellule T contro le infezioni virali croniche come l'HIV e l'HBV. e HBV. Questi meccanismi sono interessanti perché le infezioni croniche spesso causano un esaurimento immunitario (esaurimento delle cellule T), che compromette la capacità del sistema immunitario di combattere l'agente patogeno.

Un altro approccio innovativo è la **vaccinazione terapeutica**, in cui vaccini specifici potenziano la risposta immunitaria contro gli agenti patogeni persistenti. A differenza dei vaccini profilattici, i vaccini terapeutici mirano ad aiutare le persone già infette stimolando il sistema immunitario a controllare o ridurre le riserve virali. Questa strategia è in fase di ricerca intensiva per l'HIV e l'HBV in particolare. e l'HBV in particolare.

I farmaci antivirali, come gli antivirali ad azione diretta (DAA), si sono dimostrati efficaci nel trattamento delle infezioni croniche come l'epatite C hanno fatto enormi progressi. I DAA mirano a specifiche proteine virali essenziali per la replicazione del virus e hanno raggiunto tassi di guarigione superiori al 95%. Altrettanto successo hanno le terapie di combinazione per l'HIVche consistono in farmaci antiretrovirali che bloccano varie fasi del ciclo di vita virale. Queste terapie sono molto efficaci ma richiedono un uso prolungato nel tempo, poiché sopprimono solo la carica virale ma non eliminano i serbatoi.

Per le infezioni batteriche croniche come la tubercolosi è in corso un'intensa attività di ricerca sugli immunomodulatori che possano attivare il sistema immunitario e allo stesso tempo superare la resistenza agli antibiotici. resistenza agli antibiotici. Si stanno inoltre sviluppando nuovi vaccini che non solo prevengono l'infezione, ma potrebbero anche avere un effetto terapeutico.

Gli approcci futuri includono la combinazione di immunoterapie con terapie genicheper eliminare le infezioni latenti come l'HIV eliminazione mirata. Tecnologie come la CRISPR-Cas9 sono in fase di ricerca per rimuovere i genomi virali genomi virali direttamente dalle cellule infette, il che potrebbe potenzialmente consentire una cura.

Il trattamento delle infezioni croniche beneficia di una crescente combinazione di immunologiabiologia molecolare e metodi terapeutici moderni. Sebbene la cura completa di molte infezioni croniche rimanga una sfida, i progressi nell'immunoterapia e nello sviluppo di farmaci mirati promettono miglioramenti significativi per i pazienti. e lo sviluppo di farmaci mirati promettono miglioramenti significativi per i pazienti.

4. confronto e sintesi dei progressi compiuti

Somiglianze

I vari approcci delle moderne immunoterapie e delle terapie geniche - come le terapie cellulari CAR-T inibitori del checkpoint e i vaccini terapeutici - contribuiscono tutti allo sviluppo della medicina personalizzata. Si basano su una profonda comprensione delle caratteristiche biologiche individuali, che si tratti del corredo genetico del paziente, delle proprietà specifiche dei tumori o dei meccanismi molecolari di una malattia. Queste terapie consentono strategie di trattamento personalizzate che sono specificamente adattate alle esigenze individuali di un paziente. Attraverso l'integrazione della genomicaproteomica e immunologia affrontano le cause specifiche delle malattie e migliorano la precisione e l'efficacia del trattamento.

Differenze

In termini di **implementazione clinica e accessibilità** questi approcci differiscono notevolmente. Gli inibitori del checkpoint come gli inibitori di PD-1/PD-L1 sono farmaci standardizzati che possono essere somministrati con relativa facilità e sono disponibili in molti contesti clinici. Le terapie cellulari CAR-T invece, richiedono centri di trattamento specializzati e un adattamento individuale per ogni paziente. I vaccini terapeutici si collocano tra questi estremi e sono spesso adattati a popolazioni specifiche.

Anche i **costi e i requisiti infrastrutturali** variano notevolmente. Gli inibitori del checkpoint sono relativamente più economici e più facilmente scalabili grazie alla produzione standardizzata. Le terapie cellulari CAR-T invece, sono molto costose perché vengono prodotte su base specifica per il paziente e richiedono processi complessi come la raccolta, la modifica e la reinfusione delle cellule. Anche i vaccini terapeutici possono comportare costi considerevoli a seconda del metodo di produzione e del gruppo target, ma sono spesso più facili da implementare.

Valutazione della rilevanza

L'importanza di questi approcci è indiscutibile, in quanto aprono nuove possibilità per il trattamento di malattie difficili da trattare. Le terapie cellulari CAR-T sono particolarmente innovative per i tumori ematologici, mentre gli inibitori del checkpoint hanno ottenuto risultati impressionanti nei tumori solidi e nella malattia metastatica. I vaccini terapeutici potrebbero essere utilizzati sia a scopo preventivo che curativo in ampie popolazioni di pazienti. Tuttavia, la scelta dell'opzione migliore dipende dalla malattia specifica, dalla disponibilità e dalle esigenze del singolo paziente.

Produzione, logistica e scalabilità

La produzione di terapie moderne come le cellule CAR-T è un processo impegnativo e complesso che pone numerose sfide. Queste terapie specifiche per il paziente richiedono un alto grado di precisione e personalizzazione, poiché le cellule di ogni singolo paziente devono essere modificate geneticamente ex vivo e poi reinfuse. La produzione just-in-time associata, in cui ogni trattamento è personalizzato, pone notevoli sfide logistiche.

Il processo di produzione inizia con la raccolta di cellule T dal paziente mediante leucaferesi. Queste cellule vengono modificate geneticamente in laboratori specializzati, in condizioni di sterilità, in modo da esprimere un recettore chimerico dell'antigene (CAR) che riconosce specificamente le cellule tumorali. Le cellule vengono poi espanse, sottoposte a controlli di qualità e preparate per essere restituite al paziente. Ognuna di queste fasi è tecnicamente impegnativa e deve essere eseguita in condizioni strettamente controllate per garantire la sicurezza e l'efficacia della terapia.

La natura paziente-specifica della terapia cellulare CAR-T pone notevoli difficoltà logistiche. Poiché le cellule possono essere utilizzate solo dal paziente in questione, la raccolta, la modifica e la reinfusione devono essere strettamente coordinate per evitare ritardi o contaminazioni. L'intero processo è critico dal punto di vista del tempo, poiché le cellule devono essere trasportate e processate entro una finestra temporale ristretta. Ciò è particolarmente impegnativo per la distribuzione globale, poiché le cellule devono spesso essere trasportate su lunghe distanze, ad esempio da un centro di raccolta in un paese a un laboratorio specializzato in un altro.

La produzione di cellule CAR-T è attualmente scalabile solo in misura limitata, in quanto altamente personalizzata e ad alta intensità di lavoro. La disponibilità di impianti di produzione specializzati e di specialisti qualificati non è sufficiente a soddisfare la crescente domanda. Ciò comporta non solo tempi di attesa più lunghi per i pazienti, ma anche un significativo aumento dei costi. Lo sviluppo di processi produttivi automatizzati e standardizzati potrebbe fornire un rimedio, ma è ancora in fase di sviluppo.

Le cellule CAR-T sono estremamente sensibili alle influenze esterne, come la temperatura e il tempo. Devono essere trasportate in ambienti criogenici o controllati per mantenere la loro vitalità e funzionalità. Il più piccolo errore nella conservazione o nella logistica può rendere inefficace la terapia. L'infrastruttura per questo tipo di trasporto specializzato è costosa e limitata in molte regioni.

Gli istituti di ricerca e le aziende stanno lavorando su diversi approcci per superare queste sfide. I processi di produzione automatizzati potrebbero semplificare e accelerare la produzione, mentre i progressi nella tecnologia di stoccaggio e trasporto delle cellule potrebbero contribuire a migliorarne la robustezza. I modelli di produzione decentralizzati, in cui i centri di lavorazione delle cellule sono situati più vicino ai pazienti, potrebbero semplificare la logistica e ridurre i tempi di trasporto.

Aspetti etici

Le sfide etiche sono molteplici e comprendono l'accessibilità, l'equità e le possibili conseguenze a lungo termine delle terapie.l'equità e le possibili conseguenze a lungo termine delle terapie. I costi elevati possono limitare la disponibilità e aumentare le disuguaglianze sanitarie, poiché solo i Paesi o i gruppi di popolazione più ricchi possono avere accesso a queste terapie innovative. La modificazione genetica delle cellule, in particolare della linea germinale, solleva interrogativi sulle possibili conseguenze indesiderate per le generazioni future. C'è anche il rischio che la concentrazione su terapie costose e altamente specializzate si traduca in una riduzione delle risorse disponibili per approcci di più ampia applicazione. La protezione dei dati è un'altra questione fondamentale, poiché molte di queste terapie richiedono ampi dati genetici e medici che devono essere protetti da un uso improprio.

6. implicazioni sociali

Impatto sociale delle nuove terapie

L'introduzione di terapie moderne come le cellule CAR-T i nibitori del checkpoint e le terapie geniche ha implicazioni sociali di vasta portata. Esse offrono possibilità rivoluzionarie per il trattamento di malattie gravi, ma sollevano questioni fondamentali in materia di accessibilitàequità, protezione dei dati e la responsabilità responsabilità degli attori coinvolti.

Accessibilità e giustizia

L'iniqua distribuzione delle terapie moderne è uno dei problemi più urgenti. Questi approcci innovativi sono spesso associati a costi estremamente elevati, che ne limitano l'accesso alle regioni e alle classi sociali più ricche. I Paesi con risorse limitate spesso non dispongono delle infrastrutture, del personale qualificato o dei finanziamenti necessari per offrire questi trattamenti. Anche nei Paesi ricchi, l'accesso è spesso limitato ai pazienti coperti da assicurazioni private o da programmi speciali.

Questa disuguaglianza aumenta il divario nell'assistenza sanitaria globale e porta a questioni etiche: chi decide chi ha accesso a queste terapie salvavita e come possono essere distribuite equamente? Modelli come i prezzi sovvenzionati, le partnership internazionali o i programmi no-profit potrebbero contribuire a promuovere l'equità, ma non sono ancora sufficientemente consolidati.

L'introduzione di nuove tecnologie richiede anche notevoli investimenti in infrastrutture, ricerca e sviluppo. Le regioni che dispongono di tecnologie mediche avanzate ne beneficiano direttamente, mentre i Paesi in via di sviluppo ne sono spesso esclusi. Anche le differenze sociali ed economiche all'interno di un Paese possono avere un impatto significativo sull'accesso. I pazienti delle aree rurali hanno spesso meno accesso ai centri di cura specializzati, necessari per l'applicazione delle terapie moderne.

La distribuzione globale di queste tecnologie richiede quindi una cooperazione internazionale. Strategie come il trasferimento di tecnologie, la formazione di specialisti e gli investimenti nelle capacità produttive locali potrebbero contribuire a colmare il divario tra le diverse regioni. Allo stesso tempo, è necessario sviluppare modelli di prezzo che rendano le terapie accessibili ai Paesi a basso reddito.

Protezione dei dati e privacy

Le terapie moderne si basano spesso sull'analisi di dati genetici e medici sensibili. Ciò solleva notevoli problemi di protezione dei dati. L'archiviazione, l'elaborazione e l'uso di questi dati comportano rischi quali l'accesso non autorizzato, la fuga di dati o l'uso improprio, ad esempio da parte di compagnie assicurative o datori di lavoro. Il rischio di abuso di informazioni sensibili è particolarmente elevato nei Paesi in cui le leggi sulla protezione dei dati sono deboli.

Responsabilità e regolamentazione

La responsabilità per lo sviluppo, la distribuzione e l'uso sicuro delle terapie moderne spetta a diversi soggetti, tra cui istituti di ricerca, aziende, governi e organizzazioni internazionali. Le organizzazioni di ricerca e l'industria hanno la responsabilità di rendere le tecnologie sicure, efficaci e accessibili. Allo stesso tempo, devono agire in modo trasparente e impegnarsi a rispettare gli standard etici.

I governi svolgono un ruolo fondamentale nella regolamentazione di queste terapie per garantirne la sicurezza e l'efficacia. Devono inoltre garantire che le terapie siano equamente distribuite e rese accessibili. Sussidi, agevolazioni fiscali e programmi finanziati dal governo potrebbero contribuire a rendere le terapie più ampiamente disponibili.

Organizzazioni internazionali come l'OMS sono fondamentali per definire standard globali di sicurezza, etica e giustizia. e giustizia. Possono anche fungere da intermediari tra i Paesi ricchi e quelli a basso reddito per migliorare l'accesso alle terapie salvavita. Dovrebbero inoltre sviluppare meccanismi che facilitino il trasferimento di tecnologia e sostengano i Paesi con risorse limitate.

7. prospettive

Il futuro della medicina è sempre più plasmato dalle sinergie tra la genomicaintelligenza artificiale (AI) e immunoterapia sarà caratterizzato da sinergie. Queste discipline si completano a vicenda e hanno il potenziale per migliorare la diagnosticaprevenzione e terapia a un livello completamente nuovo. Mentre la genomica consente di comprendere a fondo le basi genetiche della salute e della malattia, l'intelligenza artificiale utilizza questi dati per riconoscere i modelli, fare previsioni e ottimizzare le strategie di trattamento. Le immunoterapie completano questo spettro creando approcci terapeutici mirati che attivano o modificano i meccanismi di difesa naturali dell'organismo.

Sinergie tra genomicaIA e immunoterapia

L'integrazione di queste tecnologie offre immense opportunità. Le analisi genomiche identificano variazioni o mutazioni genetiche specifiche che possono servire da bersaglio per le immunoterapie, mentre gli algoritmi di IA accelerano l'analisi di questi dati e riconoscono modelli cruciali per la pianificazione della terapia.-accelerano l'analisi di questi dati e riconoscono modelli cruciali per la pianificazione della terapia. L'IA può anche supportare lo sviluppo di nuove immunoterapie analizzando grandi quantità di dati provenienti da studi clinici, ricerca molecolare e dati reali dei pazienti. La combinazione di IA e genomica potenziali strutture bersaglio per terapie con cellule CAR-T o inibitori dei checkpoint o inibitori del checkpoint più veloce e più preciso, accorciando così i tempi di applicazione clinica.

Lacune nella ricerca

Nonostante gli impressionanti progressi, ci sono ancora numerose domande senza risposta e aree di ricerca. Una delle sfide principali è migliorare l'efficacia delle immunoterapie per i tumori solidi, che spesso rispondono meno dei tumori ematologici. La complessa interazione tra tumori, risposta immunitaria e microambiente non è ancora del tutto compresa. Inoltre, gli effetti a lungo termine delle immunoterapie e delle terapie genetichesoprattutto nel caso di modifiche germinalirimangono poco chiari.

Un altro campo di ricerca è quello dell'integrazione e della standardizzazione dei dati provenienti da fonti diverse, come la genomicaepigenetica e proteomicaper creare modelli più completi per la medicina di precisione. Mancano anche studi su larga scala che indaghino l'efficacia e la sicurezza dei nuovi approcci in popolazioni diverse per evitare disuguaglianze di salute. Inoltre, non esistono ancora metodi consolidati per ridurre i costi garantendo al contempo la qualità delle terapie.

Identificazione di ulteriori campi di applicazione

Le tecnologie hanno il potenziale per andare oltre le loro precedenti aree di applicazione. In infettivologia i vaccini e le immunoterapie personalizzate potrebbero aiutare a combattere le infezioni croniche o nuove come l'HIV o la tubercolosi resistentepotrebbero rivoluzionare la lotta contro le infezioni croniche o nuove. Nell'autoimmunità, vi sono opportunità di modificare in modo specifico le cellule T regolatorie regolatorie al fine di smorzare le reazioni immunitarie errate. Anche nella medicina preventiva, gli approcci basati sulla genomica e sull'AI-potrebbero aiutare a riconoscere precocemente i rischi di malattia e ad adattare le misure preventive ai singoli pazienti.

Implicazioni per la pratica medica

L'integrazione di genomicaIA e immunoterapia cambierà radicalmente la pratica medica. I medici dovranno sempre più confrontarsi con tecnologie complesse ed essere in grado di interpretare i risultati di analisi e test genomici supportati dall'IA. Ciò richiede una formazione continua e una collaborazione interdisciplinare tra medici, bioinformatici e ingegneri.

I pazienti potrebbero assumere un ruolo sempre più attivo nella loro assistenza sanitaria, accedendo a informazioni personalizzate sui rischi genetici e sulle opzioni terapeutiche. Questo cambierà il modo in cui i pazienti interagiscono con i medici e prendono decisioni. Allo stesso tempo, l'assistenza sanitaria sta diventando sempre più guidata dai dati: le cartelle cliniche elettroniche, i database genomici e i sistemi supportati dall'intelligenza artificiale saranno componenti fondamentali del processo decisionale clinico.saranno componenti fondamentali del processo decisionale clinico.

Cambiamenti a lungo termine nel settore sanitario grazie alle nuove tecnologie

I cambiamenti a lungo termine nel sistema sanitario determinati da queste tecnologie sono significativi. Il sistema sanitario passerà da un trattamento reattivo delle malattie a un'assistenza preventiva, incentrata sul paziente e basata sui dati. La diagnostica genomica e basata sull'IA-basate sull'intelligenza artificiale consentiranno di individuare le malattie in anticipo, prima della comparsa dei sintomi, e di personalizzare le misure preventive. Le terapie saranno sempre più personalizzate, il che aumenterà l'efficacia e ridurrà al minimo gli effetti collaterali.

Allo stesso tempo, le strutture dei costi nel settore sanitario sono in fase di ridefinizione. Sebbene l'investimento iniziale in queste tecnologie sia elevato, i risparmi a lungo termine potrebbero essere realizzati grazie a diagnosi più precise, terapie mirate e riduzione dei trattamenti inefficaci. Tuttavia, permangono delle sfide in termini di accessibilità e di equità, che devono essere affrontate attraverso misure politiche, cooperazione internazionale e innovazione tecnologica.

8. conclusione

Questa presentazione dei principali progressi medici degli ultimi anni dimostra in modo impressionante la portata e la varietà dei risultati raggiunti dalla medicina moderna in questo periodo. Essi testimoniano non solo l'enorme forza innovativa e la creatività della ricerca, ma anche la capacità di tradurre efficacemente le scoperte teoriche nella pratica clinica, al fine di migliorare significativamente la vita dei pazienti in tutto il mondo.

Uno degli aspetti chiave dei recenti sviluppi è la crescente individualizzazione degli approcci medici. I progressi della medicina personalizzata, in particolare in oncologia, consentono di adattare i trattamenti alle caratteristiche genetiche e molecolari di ogni singolo paziente. Questo non solo ha aumentato i tassi di sopravvivenza al cancro, ma ha anche ridotto significativamente gli effetti collaterali e l'onere per i pazienti. Allo stesso tempo, tecnologie come CRISPR-Cas hanno rivoluzionato la terapia genica, consentendo interventi precisi nel genoma. Offrono quindi nuove prospettive per la cura di malattie genetiche precedentemente incurabili.

La digitalizzazione dell'assistenza sanitaria e l'integrazione dell'intelligenza artificiale rappresentano un'altra pietra miliare. Gli algoritmi basati sull'intelligenza artificiale sono in grado di analizzare grandi quantità di dati per identificare modelli complessi difficilmente accessibili all'uomo. Ciò ha aumentato in modo significativo l'accuratezza diagnostica, in particolare in radiologia e patologia, fornendo al contempo ai medici un valido supporto nelle decisioni di pianificazione del trattamento. La digitalizzazione ha anche migliorato la telemedicina e la gestione dei dati dei pazienti, consentendo un'assistenza più efficiente, soprattutto nelle regioni remote o poco servite.

Anche i progressi nelle tecniche chirurgiche, in particolare lo sviluppo di procedure minimamente invasive, meritano un riconoscimento speciale. Queste tecniche riducono significativamente l'onere per i pazienti, consentono degenze ospedaliere più brevi e minimizzano le complicazioni post-operatorie. Insieme alle innovazioni nel campo dei trapianti d'organo, come la perfusione artificiale per la conservazione degli organi dei donatori, questi sviluppi hanno portato le opzioni terapeutiche della chirurgia e della medicina dei trapianti a un nuovo livello.

Vanno inoltre sottolineati i successi rivoluzionari nello sviluppo dei vaccini, in particolare in relazione alla pandemia COVID-19. Il rapido sviluppo e la disponibilità di vaccini a base di mRNA illustrano quanto possa essere potente la moderna ricerca biomedica quando scienza, tecnologia e collaborazione internazionale lavorano insieme senza soluzione di continuità. Questi successi dimostrano in modo impressionante quanto siano cruciali la promozione e il finanziamento della ricerca medica per superare le crisi sanitarie globali.

10. indice

Adenina 35
Alzheimer 20, 32, 49
Amniocentesi 42
Disturbi d'ansia 62
Antibiotici 11, 21
Resistenza agli antibiotici 89
Anticorpi 78, 80, 87
Malattie autoimmuni 77, 79, 81, 86, 87
Biotecnologia 18, 22, 24
Cancro al seno 39, 47, 64
Terapie cellulari CAR-T 77, 78, 91, 92, 102
Inibitori del checkpoint 77, 78, 80, 81, 82, 83, 87, 88, 91, 92, 97, 102
Chemioterapie 12, 47
infezioni croniche 88, 89, 90
Clopidogrel 48
COVID-19 15, 36, 41, 58, 61, 64
CRISPR-Cas9 13, 23, 25, 30, 31, 32, 33, 44, 50, 52, 90
Citosina 35

Protezione dei dati 30, 53, 57, 62, 73, 75, 95, 97, 99
Depressione 62
Diabete 12, 15, 26, 32, 49, 60, 67
Diagnostica 11, 12, 20, 23, 26, 35, 36, 38, 42, 43, 45, 55, 57, 59, 63, 64, 68, 69, 101, 104
DNA 12, 25, 30, 34, 35, 36, 37, 41, 45, 47, 51, 53
⊚tica 10, 24, 100
⊚soma 34, 42
Sequenziamento dell'esoma 39, 43
Genoma 23, 28, 34, 35, 42, 90
⊚diting del genoma 23
⊚diting del genoma 13
Ricerca sul genoma 8, 13, 22, 25, 27, 28, 30, 35, 38, 39, 40, 41, 42, 43, 44, 45, 46, 50, 58
Genomica 18, 25, 26, 27, 29, 37, 39, 60, 91, 101, 102, 103
Terapie geniche 27, 40, 43, 46, 90, 91, 97, 102

Dati sulla salute 55, 59
Politica sanitaria 11
Guanina 35
◎patite 88, 89
Virus dell'herpes 88
Malattie cardiovascolari 12, 15, 19, 26, 39, 49, 58, 59, 60, 67
HIV 15, 88, 89, 90, 103
Sequenziamento ad alta velocità 25, 34, 38, 42, 47
Tecnologie di sequenziamento ad alta velocità 29
Progetto genoma umano 13, 28, 29, 30
Immunologia 79, 90, 91
Immunoterapia 8, 13, 23, 77, 78, 79, 80, 81, 84, 85, 86, 87, 88, 90, 101, 103
Infettivologia 40, 103
Malattie infettive 11, 15, 19
Terapia intensiva 67
Ivacaftor 44, 49
Modifiche della linea germinale 51, 102
KI 9, 13, 20, 22, 23, 55, 56, 57, 58, 59, 60, 61, 62, 63, 64, 65, 66, 67, 68, 69, 70, 71, 72, 73, 74, 75, 101, 103, 104

Cambiamento climatico 16
Cancro 13, 15, 19, 20, 25, 26, 27, 32, 64, 69, 77, 79, 84
Medicina del cancro 39
Terapia del cancro 31, 47
Intelligenza artificiale 9, 18, 22
Luxturna 40, 44
Malaria 15
Mammografia 64, 69
imaging medico 63, 64
Biologia molecolare 12, 79, 90
Anticorpi monoclonali 77, 78, 82
Fibrosi cistica 44, 48
Mutazione 27
Sostenibilità 10, 17
Malattie neurodegenerative 15
NGS 34, 35, 36, 37, 42, 47
Oncologia 9, 27, 29, 36, 55, 58, 60, 63, 66, 81
Parkinson 21
Medicina personalizzata 13, 15, 28, 35, 46, 47, 48, 49, 50, 59
Farmacogenomica 27, 37, 40, 48, 60, 66
diagnosi prenatali 45
Prevenzione 9, 11, 16, 30, 38, 46, 59, 101

Proteomica 91, 102
Riabilitazione 67
Resistenza 21
Screening 16, 39, 69
Anemia falciforme 31, 40, 44, 48, 51
Timina 35
Trascrittoma 34
Medicina dei trapianti 41
Trisomia 21 42, 45
Tubercolosi 15, 88, 89, 103

Genomi dei tumori 39
Cellule T 78, 79, 80, 81, 82, 83, 84, 85, 87, 93, 94, 97, 103
Fattori ambientali 29, 50
Responsabilità 72, 73, 74, 97, 99
Virologia 16
Accessibilità 10, 23, 56, 57, 91, 95, 97, 105
Citochine 80